健康素养科普丛书

妇幼健康素养

主编　韩铁光

副主编　杨国安　庄润森

U0341066

南方传媒

全国优秀出版社
全国百佳图书出版单位

广东教育出版社

·广州·

图书在版编目（CIP）数据

妇幼健康素养 / 韩铁光主编 ；杨国安，庄润森副主编. — 广州 ：广东教育出版社，2023.9
（健康素养科普丛书）
ISBN 978-7-5548-5343-6

Ⅰ. ①妇⋯　Ⅱ. ①韩⋯②杨⋯③庄⋯　Ⅲ. ①妇幼保健—基本知识　Ⅳ. ① R17

中国版本图书馆 CIP 数据核字（2022）第 251091 号

妇幼健康素养
FUYOU JIANKANG SUYANG

出　版　人：朱文清
责任编辑：黄　倩
责任技编：佟长缨
装帧设计：李玉玺
责任校对：陈妙仪
出　　　版：广东教育出版社
　　　　　　（广州市环市东路472号12—15楼　邮政编码：510075）
销售热线：020-87615809
网　　址：http://www.gjs.cn
E-mail：gjs-quality@nfcb.com.cn
发　　行：广东新华发行集团股份有限公司
印　　刷：佛山市浩文彩色印刷有限公司
　　　　　　（佛山市南海区狮山科技工业园A区）
规　　格：787 mm × 1092 mm　1/32
印　　张：4.5
字　　数：90千
版　　次：2023年9月第1版
　　　　　　2023年9月第1次印刷
定　　价：20.00元

如发现因印装质量问题影响阅读，请与本社联系调换（电话：020-87613102）

编 委 会

前　言

　　良好的健康素养是一个人维护和促进自身健康的能力，健康素养水平直接影响自己乃至他人的健康状态。一个人的健康素养水平高，那么他生病或受伤的概率就会大大降低，也就是说，他可能少生病、晚生病，甚至不生病，这自然就会提升其生活的幸福指数。当然，这种能力不是天生的，需要后天的学习与实践。

　　《中国公民健康素养——基本知识与技能（2015年版）》（简称"健康素养66条"），提出了现阶段我国公民应该具备的基本健康知识和理念、健康生活方式与行为、基本健康技能。为实施健康中国战略，2019年国务院发布健康中国行动，其中健康知识普及行动是15个行动之一，健康素养水平被列为26个考核指标之一。2020年6月1日起，《中华人民共和国基本医疗卫生与健康促进法》正式实施，该法明确要求要提高公民的健康素养，并规定公民是自己健康的第一责任人，应树立和践行对自己健康负责的健康管理理念，要主动学习健康知识，提高健康素养，加强健康管理，并倡导家庭成员相互关爱，形成符合自身和家庭特点的健康生活方式。

为了有效快速提升公众的健康素养水平，我中心根据公众的健康需求，组织有关人员编写了健康素养科普丛书，包括《安全与急救健康素养》《妇幼健康素养》和《运动健康素养》三册。这套丛书采用通俗易懂、科学实用的撰写方式，按照"案例直击—解惑答疑—预防处置"的思路进行编写，即先以生活中常见或易发生的现象、案例来引导，再对该现象或案例进行深入解析，分析该现象或案例发生的原因，阐述其所带来的后果，最后列出该类事件的预防方法和发生该类事件时的应急处置办法。丛书内容及主题均为人们生活和工作中常见的以及人们关心的健康焦点话题，既可以作为老百姓居家学习的健康辅导书，又可以作为医疗卫生专业机构技术人员开展健康宣传的参考用书。

这套丛书在编写过程中得到了深圳市卫生健康委员会领导的大力支持，以及深圳市妇幼保健院、龙岗区健康教育与促进中心等有关单位的积极协助，在此表示衷心的感谢。因编写时间仓促，编写人员水平有限，书中难免有不足之处，望各位专家、读者批评指正。

深圳市健康教育与促进中心

目　录

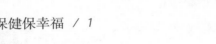

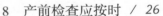

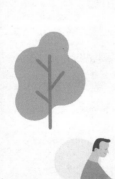

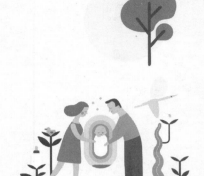

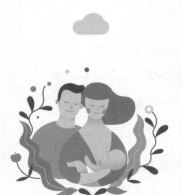

① 婚前保健保幸福

　　董先生和妻子结婚多年，年幼的儿子小董却被地中海贫血这一疾病折磨多年。小董8个月时，就被诊断患有重型地中海贫血。地中海贫血患者由于自身造血功能缺陷，终生要依靠输血以维持生命。每个月需几千元不等的输血费用和其他费用，这对一个贫困的农村家庭来说，无疑是毁灭性的打击。董先生没有参加婚前医学检查，也没有接受咨询指导，儿子被确诊后他才第一次知道这个病是一种遗传病。而且他才知道这个病是产检时就可以检查出来的。

　　这些年来，为了给孩子治病，夫妻俩不断向亲朋好友借钱，身上背负着几万元债。很多时候，由于筹不到钱，不能按时带儿子到医院输血，孩子很遭罪。董先生说，耽误最长的时间是一个半月。孩子已经只能躺在床上，虚弱到饭也吃不下。当董先生把孩子送到医院时，孩子的血红蛋白指数已经很低了，医生责怪他怎么才带孩子来，因为这样低的血红蛋白指数，随时都会有生命危险。面对孩子得病的痛苦现实，董先生非常后悔，如果当初意识到婚检的重要性，及时做了婚检，就不会给儿子带来这么大的痛苦，也不会给家庭造成这么大的负担。

 解惑答疑

　　董先生的儿子患有重型地中海贫血，给这个家庭带来意想不到的负担和痛苦。如果董先生夫妇都接受了婚前体检服务，进行了医学检查，并接受咨询指导和治疗干预，就可以避免将地中海贫血传给下一代。父母健康关乎后代健康，《中华人民共和国基本医疗卫生与健康促进法》将婚前保健纳入基本医疗卫生服务内容，明确国家采取措施，为公民提供婚前保健等服务，促进生殖健康，预防新生儿出生缺陷，提高出生人口素质。

　　《母婴健康素养——基本知识与技能55条》第2条明确指出：准备结婚的男女双方应到医疗保健机构接受婚前保健服务。它是医疗保健机构为落实《中华人民共和国母婴保健法》，针对准备结婚的公民进行的婚前卫生指导、婚前卫生咨询和婚前医学检查，有利于避免把一些严重的遗传疾病传给下一代，提高人口素质。

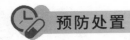 **预防处置**

预防方法

准备登记结婚的男女双方应当到医疗保健机构接受以下三方面的服务：

1.婚前卫生指导：关于性卫生知识、生育知识和遗传病知识的教育。

2.婚前卫生咨询：对有关婚配、生育保健等问题提供医学意见。

3.婚前医学检查：对准备结婚的男女双方可能患有影响结婚和生育的疾病进行医学检查。包括在传染期内的指定传染病（如艾滋病、淋病、梅毒、麻风病等），在发病期内的有关精神病，不宜生育的严重遗传疾病，以及医学上认为不宜结婚的其他疾病。

应急处置

1.婚前到医疗保健机构进行体格检查和全身的各项检查，如发现疾病或缺陷，要及时治疗，做好相应措施解决问题，确保家庭生活的幸福美满。

2.怀孕之前到医院进行孕前检查，如发现存在影响生育的身体问题，也应及时干预，以保证生育出健康的婴儿。

3.如已怀孕，需定期到医院进行孕期检查。贯穿整个孕期的检查可以查出母婴是否存在健康问题，确定诊疗方案，保障母婴健康平安。

② 安全避孕才放心

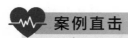
案例1：据某网络新闻，一名34岁的妈妈生孩子时，发生了惊人的一幕。宝宝出生时手上竟"握"着一个宫内节育器（IUD）。早在两年前，该女子就已有了两个孩子，为避孕放置了宫内节育器。这样成功避孕了两年，没想后来居然还是怀孕了。不得不说，这娃的命真大，想必在子宫里和节育器"大战了三百回合"。有医生表示，宝宝握宫内节育器出生这种情况，几乎不可能发生。至于真相到底如何，还有待考证，但放置宫内节育器后再意外怀孕却是有可能的。

案例2：23岁的姑娘小魏，月经干净5天后，自认为是安全期，就在没有避孕的情况下发生性行为，结果意外怀孕，后在一家门诊做了人流手术。术后一周，小魏仍有流血状况，遂到医院检查，医生再次为其进行清宫手术，将宫腔内残留的组织清理干净，并很好地保护了她的子宫，尽力减少其将来备孕的风险。这不免让人心生疑虑，怎么这些避孕方式都不靠谱呢？

 解惑答疑

相对来说，使用安全套或放置宫内节育器的避孕效果会好一些，但如果出现安全套破裂或使用方法错误，宫内节育器出现移位或者失效的情况，也可能会导致避孕失败。这可能是上述案例中放置宫内节育器两年的妇女仍然会怀上孩子的原因。

安全期避孕，指的是在月经前后几天，男方不使用安全套进行体内射精或体外射精。但是部分女性月经周期并不规律，而且排卵受生理周期、情绪、健康、压力等多重因素影响，因此排卵日不稳定，难以判断准确的安全期。若精子活力较强，则女性怀孕概率会增加。所以小魏用安全期避孕方式进行避孕并不科学。

《中国公民健康素养——基本知识与技能》（2015年版）第22条明确指出：选择安全、高效的避孕措施，减少人工流产，关爱妇女生殖健康。育龄男女如果短期内没有生育意愿，可选择口服避孕药、使用避孕套避孕；已婚妇女可以使用宫内节育器、皮下埋植等长期高效避孕方法；无继续生育意愿者，可采取绝育术等永久避孕措施。安全期避孕和体外射精等方法避孕效果不可靠，不建议作为常规避孕方法。

第59条指出：要会正确使用安全套，减少感染艾滋病、性病的风险，防止意外怀孕。正确使用安全套，一方面可以避免接触感染病原体的体液，减少感染艾滋病、乙肝和大多数性传播疾病的风险；另一方面可以阻断精子与卵子的结合，防止意外怀孕。要选择在有效期内、无破损、大小合适的安全套；掌握安全套的正确使用方法；坚持每一次性生活都全程正确使用；性生活后要检查安全套有无破裂或脱落，若有破裂或脱落，要立即采取紧急避孕措施。不要重复使用安全套，每次使用后应将安全套打结丢弃。

 预防处置

 预防方法

一般来说，比较安全的避孕措施主要有五种，可根据具体情况选择使用。

1. 使用避孕套。此法成功率较高、成本较低、副作用较小，不影响女性的生理状况，还能预防性传播疾病。

2. 放置宫内节育器。这是一种可用于长期避孕、比较安全、避孕效果比较好的避孕方法。通常情况下，可以放置5~10年，带铜宫内节育器可以放置的时间更长。缺点是有脱落、子宫穿孔的风险，而且在放置宫内节育器的前三个月内都可能出现阴道出血等情况。

3.口服短效避孕药。这是非常有效的避孕方式，而且副作用相对比较小。服用短效避孕药要谨遵医嘱，或按说明书服用。

4.皮下埋植药物避孕。通过血液循环发挥药效，使宫腔内的环境发生变化，避孕效果可持续三至七年。此法不繁琐，成功率高，长期有效。但是这一方式存在一定的副作用，使用者的经期会变得不规律，而且情况严重程度不一。如果在几年内有生宝宝的想法，不建议使用这种方法。

5.输卵管结扎和输精管结扎。夫妇如果已经育有子女，不打算再要孩子，并且不想采取其他短效的避孕方式，女性可以采用输卵管结扎手术进行避孕，但副作用是可能会出现盆腔粘连的情况。男性可以采用输精管结扎手术，这是非常成熟的技术，也是比较有效的避孕方式。结扎手术后如果想要孩子，女性可以通过输卵管吻合术，男性可以通过输精管吻合术进行处理，仍然是有机会可以怀孕的。

应急处置

若女性遭受性侵犯等意外伤害，或进行了无防护性生活，又或其他避孕方式失败，比如避孕套意外破裂、滑落，可在事后72小时内服用紧急避孕药。这是一种补救性质的避孕药物，其成功率高达90%以上，但因激素含量大，副作用也比较大，常常会出现阴道异常出血、闭经的现象，不可作为常规避孕手段。

③ 减少人工流产

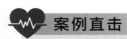

案例直击

　　很多人误以为人工流产是一件比避孕还简单的事，甚至有些女性错误地把人工流产当作一种避孕方式。殊不知，人工流产可能引起多种并发症，反复流产会严重影响女性身心健康。小方姑娘就是其中一位，当她再次来看医生的时候，医生既唏嘘又无奈："你已经做了那么多次人流，如果这次还不要小孩的话，可能以后很难再怀孕了，或者怀孕后会出现习惯性流产等情况。"小方淡淡地说："回家考虑一下再作打算。"据医生介绍，有很多年轻男女因为一时冲动，没有做好保护措施，不小心怀孕，再选择人工流产，以为没什么副作用。其实，人工流产同意书上写得很清楚：人流术后可能导致月经量减少，或对身体产生其他副作用，甚至以后无法成功怀孕。女性千万不能把人工流产作为常规的避孕方法。如果还未准备怀孕，就一定要做好避孕措施。

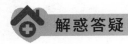 解惑答疑

案例中年轻的小方对人工流产不以为意，认为对身体没什么影响，因而反复意外怀孕后多次人工流产。事实上，人工流产会使子宫内膜受损，引起宫腔或者宫颈管粘连，造成术后闭经或经量显著减少，有时可伴周期性下腹疼痛或宫腔积血。当受术者患有阴道炎、宫颈炎或者盆腔炎时，细菌可能会在手术过程中被带入宫腔，引起输卵管炎，造成输卵管阻塞，进而导致不孕或者异位妊娠。受精卵因没有良好的"土壤"，会导致习惯性流产、产时胎盘粘连、产后出血等严重情况，对女性危害巨大。

《中国公民健康素养 —— 基本知识与技能》（2015年版）第22条就明确指出：选择安全、高效的避孕措施，减少人工流产，关爱妇女生殖健康。反复的人工流产会增加生殖道感染、大出血的风险，甚至发生宫腔粘连、继发不孕等疾病或不良结局，严重影响妇女健康。男性作为性伴侣，在计划生育、避免意外妊娠中应承担更多的责任，杜绝违背妇女意愿的性行为，尊重和维护女性在生殖健康方面的权益。

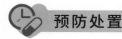

预防处置

预防方法

1.合理避孕。掌握正确的避孕方式，避免意外怀孕。需要提醒广大女性，安全期避孕、体外射精等方式并不安全，性生活全程正确使用避孕套是一个避孕效果很好的避孕方式。

2.避免多次流产。多次流产带给女性的伤害很多，因此女性要学会保护自己，计划妊娠，做好避孕，避免多次或者短时间内重复流产。

应急处置

1.选择合适的时间。如果必须流产，在妊娠10周以内做人工流产较为适宜。因为人工流产手术越早做越简单安全，术后康复也相对较快。常用的早期人工流产手术有吸宫术（负压吸引术）和钳刮术两种，前者适用于10周以内的妊娠妇女，后者适用于10~14周的妊娠妇女。妊娠超过了14周就需要住院做引产手术，增加了孕妇的痛苦和手术的危险性。

2.选择正规医院进行流产手术。一定要选择正规医院，并在妇产科医生指导下进行人流手术。切不可私下服用药物，或者轻信广告去某些没有正规资质的医院，自行堕胎、非法人流会造成严重并发症，甚至危及生命。

3.流产后要休养。人工流产后，女性需要适当休养，一般以半个月为宜，期间要避免重体力劳动，禁止同房，补充营养，注意休息。

4.及时去医院复诊。一般术后半个月需要再次回到做手术的医院进行相关检查，排除不完全流产等情况，尤其是存在阴道出血、腹痛等情况，应该及时去医院。

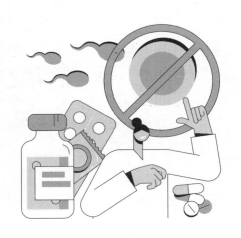

④ 高龄备孕需充分

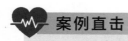

　　随着生育政策的全面放开，许多高龄产妇热情高涨地踏入"二孩"的生育大军。然而，不少高龄产妇才刚享受怀孕的喜悦，又遭遇胚胎停育的晴天霹雳。42岁的李女士就是其中一位"孕气不佳"的高龄产妇。李女士工作稳定，家庭和睦，自从儿子读寄宿学校后，就和丈夫商量想赶上二孩的"末班车"，可结局却不尽如人意。近日，在医院妇产科门诊，李女士想着自己遭遇一次又一次的"坏孕气"，忍不住抽泣道："好不容易熬到两个多月，结果还是胚胎停育。"医生解释说："遗传因素、环境因素、子宫发育异常、精子质量问题等都有可能导致胚胎停育。当女性超过35周岁、男性超过45周岁，两者的整个生殖系统功能都会发生一定的退化，胚胎停育的可能性大大增加。"

解惑答疑

医学上认为，年龄超过35周岁的妇女怀孕就称为"高龄妊娠"。已经42岁的李女士属于高龄妊娠妇女，与适龄妇女相比，各种疾病的发病率要高很多，早产、流产以及胎儿畸形的概率也高很多。据统计，年龄超过35岁的孕妇发生先兆早期流产和胚胎停育的概率是适龄生育者的2~3倍。这是由于随着女性年龄的增长，卵子的质量下降，若再加上慢性疾病的积累、男性精子染色体异常，胎儿发生染色体异常的概率就比适龄生育者高。

高龄备孕夫妻双方在准备要孩子之前，一定要先去医院参加孕前检查，包括染色体检查、自身抗体检查和内分泌功能检查，备孕妈妈还需进行子宫形态检查，及时发现不适合怀孕的因素或是对未来宝宝不利的因素，再进行针对性的调养或治疗。在孕前及孕期保证充足睡眠和良好的生活方式，让夫妻双方的身心均处于最佳状态，避免引起胚胎停止发育等不良妊娠预后。

 预防处置

 预防方法

1. 做好孕前检查。医生会根据各项检查指标判断是否有不利于怀孕的因素，并提供全面的孕前指导，一旦发现异常情况，及时治疗，防患于未然。

2.保持膳食营养均衡。夫妻双方都需要摄取足够的多种营养以补充身体的需要。孕前3个月就可以开始补充叶酸和维生素。

3.坚持健康生活。妈妈们在准备要宝宝前，一定要将自己的身体调节到最佳状态。首先要确保生活规律，不吸烟，不酗酒，不熬夜，为孕育宝宝提供一个良好的环境条件。

4.坚持适量运动。散步、慢跑、做瑜伽等运动不仅能够缓解压力，还能促进血液循环。

5.避免接触污染源。备孕阶段，一定要避免接触化学、物理等有害物质，保持室内空气流通，尽量少去人多的地方。

6.备孕期保持好心情。因为压力过大会影响母体内分泌系统，影响受孕。

应急处置 🔍

临床上，胚胎停育需要通过相关专项检查才能确诊，高龄孕妇早孕期一定不能忽视了正规检查，一旦出现阴道有咖啡色分泌物或腹部坠胀等任何异常都要及时就诊。

⑤ 孕前、孕期远离有毒物质

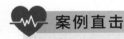

　　小刘和小张结婚后搬进了新房。刚搬进去，小刘就觉得新房子有一股油漆味，让她有点受不了。可自己是刚过门的媳妇，不好多说，担心公婆说新过门的媳妇挑三拣四，只好先将就着住。两人都老大不小了，老人催着快点要孩子，小夫妻也积极备孕。三个月后，小刘怀孕了，夫妻俩欢天喜地，公婆更是高兴得不得了，有好吃好喝的都留给儿媳。怀孕70多天，小刘去医院产检，医生没有听到胎心，觉得情况不妙，即刻安排B超检查。遗憾的是，检查后还是没有发现胎芽和胎心，确诊胎儿已停止正常发育。小生命怎么说没就没了呢？小刘接受不了这个事实，坐在椅子上泣不成声："自备孕后，就一直小心翼翼，怎么会这样呢？"医生问："你们现在住的房子、用的车子都是新的吗？"小夫妻一下就懵了。医生说："在备孕期和怀孕期，都要注意远离有毒环境，比如刚装修的新房、刚买的新车。有毒的化学物品、放射线、高温、吸烟和酗酒等都会导致胚胎停育。"小刘如梦初醒，胎儿肯定是受到新房的影响了，一想到本可以避免这一不幸，小刘就悲痛欲绝。

 解惑答疑

刚装修好的房子，装修材料和家具中散发出的甲醛、苯、铅、氡气等化学物质，会影响孕妇和胎儿的健康。孕妇处于甲醛超标环境中的时间太长，容易出现头疼、烦躁、眼涩、鼻塞、失眠等症状，严重者可能出现孕妇妊娠高血压、贫血等症状；受孕后第2周到第3个月是胎儿各个系统发育的阶段，胎儿对外来物质最为敏感，如果孕妇在怀孕3个月以内经常接触这些有害物质，有可能导致胚胎停育或畸形。因此，小刘无论在孕前，还是在孕期，都不应马上住进刚装修好的新房子里面，要等室内的空气达标之后才可以搬入新房居住。

《母婴健康素养——基本知识与技能55条》第5条就明确指出：准备怀孕的妇女和孕妇，应当避免接触生活及职业环境中的有毒有害物质，如药物、电离辐射、射线、吸烟、酗酒、噪声等。其对胎儿的影响，受到影响因素的性质、强度、作用时间长短、胎儿的孕周、胎儿易感性等影响。

 预防处置

预防方法

1. 改善生活环境。尽量不要接触含有毒物质的环境，如刚装修的房子、新买的车子，不要过度美容美发，不使用指甲油等。

2. 远离不良生活习惯。为了胎儿的健康，孕前及孕期都不要抽烟，二手烟也要尽量避免。酒是孕妇的大忌，饮酒可能会导致胎儿身体有缺陷，出现智力或认知障碍，所以为了宝宝的健康，一定不能饮酒。

3. 合理用药。备孕期和怀孕期，如果生病需使用药物，要把自己准备怀孕和已怀孕的情况告诉医生，在医生的指导下用药，并严格按照医嘱服用药物，不能擅自更换药物、缩短或延长服药的时间。

应急处置

1. 孕期定期进行产前检查和产前诊断，发现问题及时干预。

2. 对新生儿进行常见先天缺陷的筛查，及时发现问题并进行干预。

⑥ 孕前、孕期养宠物应谨慎

 案例直击

　　小倩特别喜欢动物，婚前在娘家一直养有两只猫。后来，小倩和相恋多年的男友有情人终成眷属，猫也跟着住进了婚房。不久，小倩怀孕了，虽然公婆和父母都提出怀孕就不要养猫了，可以由父母代养，但小倩坚决不同意，认为自己拥有多年的养猫经验，完全可以照顾好胎儿和猫。

　　一天下班回到家，小倩习惯性地坐在沙发上"撸猫"。当小倩抚摸小猫时，小猫满足地发出"咕噜"声，而且很放松地依偎在小倩的怀里。突然，在没有任何防备的情况下，小猫转身用前爪抓挠小倩，还用后爪猛烈地踢小倩肚子，用牙齿狠狠地咬了小倩的手，然后迅速跳到地上跑开了……小猫干脆利落地完成了"突袭"，剩下小倩在惊慌中不知所措。听到小倩尖叫的婆婆从厨房跑出来，看着小倩渗血的双手，婆婆表示："这次一定要把小猫送走，孙子孙女更重要，绝不可以再让它接近小倩。"后来小倩才知道，猫有时会把人温柔的双手看成是潜在的威胁，突然攻击人。

被咬后的小倩被家人送到医院进行了伤口处理并注射了狂犬疫苗。虽然医生一直强调狂犬疫苗对孕妇是安全的，但是后来在整个孕期，小倩都提心吊胆。她担心疫苗对胎儿产生影响，担心孩子还会有什么意外……

 解惑答疑

备孕期和孕期家庭养宠物的危害比较大，也容易被忽视。首先，养宠物会增加孕妇感染各种寄生虫的概率，导致孕妇流产或者造成死胎，还可能引发新生儿多种呼吸疾病或神经系统疾病。宠物毛发中极易长寄生虫，宠物粪便里如有弓形虫也可能进入准妈妈的身体里。孕妈妈如与宠物密切接触，或宠物粪便处理不当会增加感染各种寄生虫的概率。尤其需注意防止弓形虫。一般人如果感染了弓形虫会身体发热，对成人身体的伤害不是特别大，但孕妇要是感染了弓形虫，对肚子里的胎儿危害就特别大。胎儿的视网膜可能会发生病变，神经系统、肝脏肾等各种器官也会受到影响，很容易造成死胎或者流产。其次，由于孕妇免疫力比较低，宠物的毛发可能会引起孕妇过敏反应。再次，孕妇养宠物可能被宠物抓伤、咬伤，如注射狂犬疫苗又担心疫苗对胎儿的影响，种种情况易使孕妇身心紧张从而影响胎儿发育。最后，男性如感染弓形虫，会对生殖能力造成严重的危害，破坏精子的质量，进而影响其生殖能力。感染弓形虫的患者在精液常规检查中，质量明显低于正常人，白细胞明显增多，个别患者精液中甚至看不到活精子。多数病人经抗弓形虫治疗后，精液质量能明显好转。

 预防处置

 预防方法

1. 不建议在备孕期和孕期饲养宠物。不能因为周围某些孕妇养宠物没有导致胎儿出现问题而忽视养宠物对准妈妈和胎儿造成的潜在危险，万一中招，追悔莫及。

2. 已有宠物的家庭，建议送养或暂时寄养。为了宝宝，建议把宠物送人，或者把宠物送给亲戚朋友代养，又或者给专业的宠物寄养中心养护。怀孕过程会经历各种身心考验，孕妇不一定有精力照顾好宠物，不如先将宠物给有精力的人照顾。

3. 如果准妈妈一定要在家里养宠物，建议做好养宠环境的清洁和宠物的健康管理。要定期给宠物打疫苗，自己定期做检查。检查宠物、家人、自己有没有感染弓形虫等疾病。定期消毒宠物的用品，包括餐具、各种玩具等。

应急处置

1.弓形虫是孕期宫腔感染导致胚胎畸形的重要病原体之一，也是造成免疫缺陷病患者机会性感染的重要病原。感染者临床表现复杂，其症状和体征缺乏特异性，易造成误诊。孕期感染了弓形虫，要到医院进一步检查治疗。

2.孕妇如被宠物抓伤，要尽早前往医院处理，并注射狂犬疫苗。一旦被宠物抓伤，先用肥皂水或者自来水冲洗伤口至少15分钟，然后用碘伏等消毒，注意伤口不要包扎，24小时之内注射狂犬疫苗，狂犬疫苗注射越早越好。即使自家宠物已经注射过狂犬疫苗，人一旦被抓伤，仍然需要尽早注射全程狂犬疫苗。

7 孕前保健应主动

　　小曼与小明结婚两年，夫妻俩计划生宝宝。某次看到小区优生宣传，才知道婚前医学检查和孕前检查的重要性。想到两人没有去做婚前和孕前检查，就赶紧一起前往医院。结果发现两人竟然都是α地中海贫血基因缺失者，两人的宝宝会有25%的概率是重型地中海贫血者。医生建议夫妻在孕期按时参入基因筛查，以避免悲剧的发生。

　　婚前医学检查是保证健康婚配、防治疾病和遗传病延续的生殖保健措施，是孕前保健的重要措施。2000年，中国婚前医学检查率平均达64.55%，其中城市超过75%，农村超过55%。2003年10月1日起，我国实行自愿婚前医学检查制度。取消全国强制婚检政策后，自愿婚检人数不足往年十分之一。全国婚检人数急速下降，而各地孕期检查发现的传染病及影响妊娠的各类疾病却明显增多。这将严重影响广大群众尤其是下一代的健康。

专家提供的数据显示：2001年，全国参加婚前医学检查的人数为879万人，检出对婚姻有影响的传染病患者达14万人，其中性传播疾病者2万多人，艾滋病病毒携带者和艾滋病病人84人，精神病患者1.5万人，严重的遗传病患者6500人。这还不包括性功能及其他生殖能力方面有问题的患者。

 解惑答疑

促进母亲和婴儿健康，提高出生人口素质，是每一位公民的社会责任。怀孕和分娩是人类繁衍的生理过程，应当做到有计划、有准备。准备生育的夫妇，应当到医疗保健机构接受孕前保健服务。婚前和孕前保健可以帮助准备结婚或怀孕的男女双方了解自身的健康状况，发现可能影响婚育的有关疾病和问题，接受有针对性的咨询和指导，提高婚姻质量和促进安全孕育。

我国的计划生育政策鼓励优生优育，优生是指生育一个体格健壮、智力发达的孩子。优生优育对提升国民素质至关重要。优生可尽量避免出现出生缺陷（即先天畸形）和病残儿，减少家庭负担，建设美满幸福家庭。在现代医学的帮助下，合理的孕前保健措施能

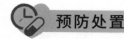

为孕育健康聪明的宝宝保驾护航。

预防处置

预防方法

　　孕前保健涉及准父母生活的方方面面，有基因遗传方面的检查，也有饮食起居等各方面的注意事项。

　　1. 地中海贫血疾病高发地区，育龄夫妇应进行地中海贫血基因筛查。

　　2. 服用避孕药者，应在怀孕前一段时间采用其他避孕方法，在停服避孕药6个月后方可计划怀孕。

　　3. 有过药物流产及人工流产者应在流产半年后计划怀孕，以利于子宫损伤的恢复。

　　4. 取出宫内节育器者应在3个月后计划怀孕。

　　5. 避免接触有害气体和有害物质，如油漆、农药、放射线等。

　　6. 怀孕的最佳时机为夫妻双方心情、身体状态均良好时，应避免过度疲劳。

　　7. 进行乙肝五项检测，如携带病毒应积极治疗。

　　8. 如家中有养宠物，应在怀孕前进行体检。做好宠物健康管理或暂时送养、寄养，并和宠物隔离。

应急处置

如在没有准备的情况下意外怀孕，应尽早去医院寻求专业指导，并做好以下几点：

1. 要立刻补充叶酸，预防胎儿神经管缺陷。

2. 按时前往医院做好孕期检查。若期间出现不适，应尽早去医院寻求专业指导。

3. 保持良好心态，注意休息，保证合理膳食，均衡营养。

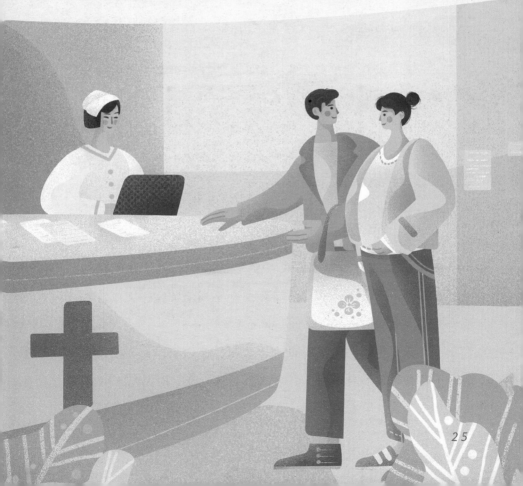

⑧ 产前检查应按时

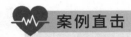

案例直击

　　某妇幼保健院甄医生一回家就讲了一件轰动全医院的事：一个年轻的妈妈上午来到医院产科，要求住院生产。产科医生一问才发现，此孕妇从怀孕到现在，一次产前检查也没有做过，连怀孕具体多长时间也讲不清楚，只知道根据家中老人的经验推断快足月了。这个孕妇自感最近腹部坠感明显，就来医院准备住院生产。

　　医生赶紧开了B超等产前检查单让该孕妇去做各项检查，谁知道一检查才发现：胎儿根本没有心跳，已经胎死腹中好几天了。由于该孕妇整个孕期没做过一次产前检查，没有胎动也不知道胎儿出问题了……

　　甄医生说，想不明白为什么都21世纪了，卫生机构已不断加大宣传提醒孕妇按时进行产前检查，却总有人心存侥幸，或为了省几个钱，置自己与孩子的健康不顾……

解惑答疑

　　产前检查是指医院为妊娠期妇女提供的一系列的医疗和护理建议和措施，目的是通过对孕妇和胎儿的监护及早预防和发现并发症，减少其不良影响。产前正确的检查手段和医学建议，是降低孕产妇死亡率和围产儿死亡率的关键。

　　定期进行产前检查能够动态监测胎儿发育情况，及时发现妊娠并发症或合并症。

　　准备怀孕的夫妇应做孕前咨询及身体检查，有利于预防遗传病、新生儿畸形等的风险。

 预防处置

 预 防 方 法

　　1. 及早进行产检，建立"孕产妇保健手册"。育龄妇女出现停经、恶心、呕吐等早孕反应时，应尽早去医院检查、按期建卡。

　　2. 孕妇应当至少接受5次产前检查后再住院分娩。孕早期1次，孕中期2次，孕晚期2次，有异常情况者应适当增加检查次数。首次产前检查应当在怀孕12周以前进行；孕3~7个月内至少检查2次；孕7个月后至少检查2次，其中孕9个月至少检查1次。

　　3. 产前检查内容主要包括：测量血压、体重、宫高、胎位、胎心率，进行血、尿化验和B超检查等。孕妇正常血压为收缩压低于140毫米汞柱，舒张压低于90毫米汞柱；孕妇血红蛋白应当不低于110克/升。

4.首次产前检查应当做乙肝、梅毒和艾滋病检查。

5.产前诊断可筛查胎儿是否有可能存在某些先天性缺陷和遗传性疾病。35岁以上的孕妇属于高龄孕妇，更应当进行产前诊断。

6.孕妇每天应当进行30分钟以上的适宜运动。

7.怀孕24～28周，建议做妊娠期糖尿病筛查。

应急处置 🔍

1.孕妇要到有助产技术服务资格的医疗保健机构住院分娩，高龄、高危孕妇应提前住院待产，最大限度地保障母婴安全。

2.产前检查发现异常情况应遵医嘱。

9 叶酸补充要及时

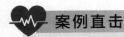

小芬是个性格大大咧咧的姑娘，新婚后3个月，小芬发现月经迟迟不来，便急忙去买了早孕试纸，慌慌张张做了尿检，结果果然是两道杠。娃娃在毫无准备的情况下来报到了。发现怀孕后，小芬开心地把消息告诉了丈夫和其他家人，全家人都在为娃娃即将到来兴奋不已。小芬也开始关注各种育儿消息，采购母婴用品。

某天，小芬和闺蜜聊天，闺蜜发现小芬是在没有准备的状态下怀孕的，没有进行过婚前检查和孕前检查，怀孕后也没有吃叶酸，就建议小芬去医院做个孕检。小芬和丈夫第二天就去了市妇幼保健医院。医生听完小芬的自述，发现小芬怀孕快12周了，开了B超等检查单。小芬开开心心去做B超，等拿到B超结果时，小芬"哇"地哭了起来。原

29

来B超医生说孩子脑部发育有问题，可能是无脑儿。妇科医生看完检查单建议小芬再做一次四维彩超，如果确诊是无脑儿应尽早施行流产，减少对母体的伤害。

 解惑答疑

无脑儿通常是指患儿没有大脑组织的畸形情况，常常是由于神经管发育异常所致。无脑儿现象的发生与遗传及环境因素有关，也和叶酸的缺乏有很大的关系。现代医学证明，在怀孕前3个月和怀孕早期3个月，母体坚持补充小剂量叶酸，可减少60%～70%的神经管畸形发生率。而且服用时间要规律，避免漏服。曾怀过神经管畸形胎儿的孕妇和正在服用抗癫痫药物的孕妇应在医师指导下进行10倍小剂量叶酸补服，可有效地降低神经管畸形的再发率。

叶酸是蝶啶的衍生物，最初由肝脏分离出来，后来发现植物的绿叶中含量十分丰富，故名为叶酸。它广泛地存在于肉类、鲜果、蔬菜中。口服叶酸无味无臭，是B族维生素的一种。

补充叶酸可防止胎儿畸形，但孕妇普遍存在叶酸缺乏现象。胎儿神经管畸形的发生是在怀孕的前28天内，而此时大多数准妈妈还未意识到自己已经怀孕，所以面临着叶酸缺乏的危险，并危及腹中的宝宝。胎儿期内，脑的发育最早也最为迅速；孕早期（3～6周）正是胎儿中枢神经系统生长发育的关键时期。妊娠第4周末胚胎就形成了原始脑泡，虽然在第8周时胎儿的身长只有3厘米左右，体重也只增加2克多，但是这时候胎儿的脑细胞增殖迅速，最易受到致畸因素的影响。如果在此关键时候补充叶酸，可使胎儿患神经管畸形的概率减少50%～70%。因为孕期所需叶酸量较未孕时高6~8倍，孕期中血清和红细胞叶酸含量也会随着妊娠进程而逐渐降低。叶酸缺乏使怀孕难度加大，叶酸缺乏还会引起先兆子痫、胎盘早剥等。

孕妇每天需要的最低叶酸量有一定标准。育龄妇女每日最低的叶酸需要量为50微克。为防止胎儿神经管畸形，高龄妇女应至少在计划怀孕前1个月到初孕的3个月内每日额外补充叶酸400微克。孕妇叶酸推荐摄入量为每日600微克，乳母为500微克。最高可耐受摄入量为每日1000微克。

通过饮食补充叶酸也是一个好办法。叶酸广泛存在于食品中，富含叶酸的食物有动物肝脏、大豆及豆制品、坚果（如花生、核桃）、绿叶蔬菜和水果等。但服用叶酸并非多多益善，有些人觉得既然叶酸这么好，就不按医嘱服用，甚至超量服用。过量摄入叶酸会影响锌的吸收，使胎儿在宫内发育迟缓，增加低出生体重儿的概率。所以叶酸服用应该遵医嘱按时按量，不可盲目加大服用量。

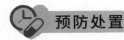

⏰ 预防处置

预防方法 🔍

1. 孕前期和孕期都应按时服用叶酸。怀孕前3个月，夫妻双方应共同服用叶酸片，女方补充叶酸直至怀孕后3个月。

2. 可向当地妇幼保健机构咨询免费领取叶酸的政策。

3. 孕前、怀孕期间应多吃新鲜蔬菜及水果。

4. 准妈妈应遵医嘱，按时按量服用叶酸。备孕期补充叶酸已经成为优生优育的共识，但是无论什么营养物质在摄取量方面都要遵循科学的原则。

应急处置 🔍

1. 如果备孕期及孕期发现维生素缺乏等问题，应遵照医嘱及时补充。

2. 一旦胎儿被确诊为无脑儿，要及时终止妊娠。

⑩ 孕妇要禁烟禁酒

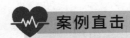

小飞是个个性张扬、特立独行、我行我素的姑娘。转眼到了婚嫁年龄，遇到同样性格的小张，两人迅速坠入爱河，共结连理。婚后两人依然未改变自由豪放的个性，经常熬夜，抽烟喝酒。后来小飞发现自己怀孕了，但她对孕期的各种禁忌嗤之以鼻，继续我行我素，不忌烟酒。

小飞孕24周做四维彩超检查时，B超医生发现胎儿有唇裂。原来怀孕期间抽烟喝酒的夫妇，其胎儿出现面部、足部等畸形的概率远高于不吸烟、不喝酒的夫妇。小飞夫妇万分纠结，辛辛苦苦走到孕中期，却面临着两难的选择：生下孩子，就面临着高额的医疗整形费用，夫妻俩大手大脚，平时并没有储蓄的习惯；放弃孩子，这也不是不治之症，而且是自己的第一个孩子，母子连心，实在也舍不得放弃。

解惑答疑

　　烟草烟雾中的有毒物质和各种酒类的酒精都可导致卵细胞和胚胎发育受到影响，导致流产率增高、胎儿死亡率增加，还会导致低体重儿、早产儿、胎儿畸形的发生。

　　孕妇抽烟或者暴露在二手烟环境下会引起以下胎儿健康问题：

　　1. 影响胎儿正常发育。香烟中的有害物质会引起孕妇血管收缩，导致胎盘血流量减少，输送子宫的氧气和营养减少。长期缺氧和营养匮乏会引起胎儿发育迟缓、胎盘早剥，甚至出现流产、早产、死胎。

　　2. 胎儿长期缺氧引起宫内窘迫导致出生低智。

　　3. 胎儿多发畸形，易患小儿多动症。

　　4. 胎儿肺小，出生后肺功能水平较差。

　　5. 导致新生儿体重低。吸烟者的孩子比不吸烟者的孩子出生体重平均轻150~200克。

　　6. 先天性心脏病发生率比不吸烟者高2倍。

　　7. 容易诱发妊娠高血压综合征，严重危及母子生命。

　　宝宝出生后，如果被动吸二手烟过多，猝死率也会比其他婴儿高5倍，患哮喘和慢性呼吸道疾病的概率高2倍。烟草中的尼古丁不仅降低母乳质量，而且抑制产妇乳汁分泌，母亲乳汁烟碱含量高会引起新生儿烦躁。

预防处置

预防方法

1.备孕期间，夫妻双方要禁烟禁酒。

2.备孕期间，夫妻双方尽量避免暴露在二手烟环境中。

3.如果家中有其他人抽烟，应对居家环境进行彻底清洁，防止三手烟污染。三手烟是指烟民"吞云吐雾"后残留在衣服、墙壁、地毯、家具甚至头发和皮肤等表面的烟草残留物，是危害最广泛、最严重的室内空气污染，应要求抽烟的亲人配合，不要在室内抽烟。

4.备孕和孕期有以下可以采用的戒烟方法：早上醒来想抽烟，建议喝一杯浓茶；嘴中想嚼东西，可以吃瓜子或其他健康零食；饭后想抽烟，可以立即去刷牙；也可去医院专业戒烟门诊寻求帮助。

应急处置

1．如果在孕前3个月和孕期有接触烟酒，应在孕15~20周做唐氏筛查观察胎儿的智力发育情况；在孕22~26周内做四维彩超排畸检查，观察胎儿有无大体畸形及主要器官发育情况。

2.平时注意休息，合理饮食，适当运动，按时去医院孕检。

3.孕检异常情况处理，听从医生建议。

11 孕产期异常应及早就医

小云是个职场白领，今年33岁，已经结婚好几年了，但是由于工作繁忙，一直没有顾得上生孩子。今年，小云终于怀孕了，但她在怀孕20周去医院做检查的时候，查出子宫囊肿。医生说没有什么危害，可以等到做剖宫产手术的时候一起把囊肿给切除了，减少一次创伤。

小云一直遵照医嘱按时去医院做各种产检。转眼间，小云已经怀孕36周了，某天，小云正在家里吃着水果，突然下腹部疼痛。丈夫马上开车送小云到孕检医院急诊，医生检查发现随着胎儿增长，子宫空间狭小导致囊肿破裂，需马上施行紧急剖宫产手术。20多分钟后，手术结束，母子平安。

小云事后想想，仍然心有余悸，好在自己一直按时产检，医生也提醒过孕晚期当心有囊肿破裂的风险，事发时自己在第一时间去了医院，产检资料齐全，使医生能迅速判断原因并快速施行手术，否则后果不堪设想。

 解惑答疑

　　子宫囊肿，医学上叫宫颈腺囊肿，为慢性宫颈炎的病理改变，是常见的一种妇科疾病，严重者会诱发宫颈癌。较小的子宫囊肿因临床症状不明显可不给予处理，当子宫囊肿较大或者自觉症状明显的患者，可采用手术治疗。

　　子宫囊肿一般无自觉症状，大多数是在妇科检查的时候发现。当患者出现阴道分泌物增多、接触性出血、阴道坠胀等症状时应及时就医。怀孕期间如果发生囊肿破裂，很可能会导致流产，风险较大。孕妇应立即到医院进行治疗。

 预防处置

 预防方法

　　1.孕期注意饮食，避免吃辛辣刺激、生冷食物，戒烟戒酒。保持积极的心态，在医生指导下进行治疗。

　　2.按时做好产前检查，主要包括测量血压、体重、宫高、胎位、胎心率，抽血化验、尿化验和B超检查等。

3.孕妇应当至少接受5次产前检查并住院分娩。首次产前检查一般应在怀孕12周以前。

4.孕妇一般在怀孕18周~20周开始自觉胎动，在孕晚期应当学会胎动计数的方法。

应急处置

1.怀孕期间，如果出现高热、头晕、头痛、呕吐、视物不清、阴道出血、腹痛、胎膜破裂（破水）、胎动异常等情况，应当立即去医疗机构就诊。

2.已经确诊子宫囊肿者，要定期随访。

3.建议孕妇备齐产检资料，若出现紧急情况，可以迅速带好产检资料前往医院，以便医生了解孕产妇情况，及时进行处置。

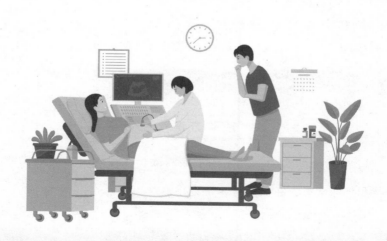

⑫ 孕产妇保持心理健康

　　某派出所民警及时出警并不断调整救援策略，成功救下一名欲跳楼轻生的待产孕妇。

　　派出所民警接到报警称：市第一人民医院有一名孕妇欲跳楼轻生。民警立即赶往现场。到达现场以后，民警和现场的消防人员商讨救援方案，并分工实施救援。民警先用言语安抚孕妇，但该孕妇情绪过于激动，不听任何劝告。孕妇还越过楼顶的防护栏，此时稍有不慎，就有坠落的可能。

　　为了确保孕妇的安全，避免外因刺激使孕妇有进一步的过激行为，救援人员决定改变策略。大部分救援人员撤到房间内，留少部分人员隐蔽在楼顶的中央空调外机后伺机救援。两个小时后，孕妇见救援人员都已经撤离，情绪慢慢放松下来，警惕性也渐渐降低。隐藏在附近的民警见时机成熟，一个箭步冲上前，一把抓住了孕妇的双手，成功将其解救。据了解，该名孕妇是因为严重的产前抑郁产生了轻生念头，幸亏救援措施得当，成功挽回了该孕妇及腹中胎儿的生命。

 解惑答疑

怀孕期间，由于体内激素的变化以及周围环境因素的影响，孕妇情绪容易反复无常，心情多变。这些情绪，有些是积极的，有些是不良的。不良情绪归结起来主要有以下几种：

1. 焦虑。孕妇容易担心胎儿的健康，特别对于初次怀孕的准妈妈，因为没有经验，担心辐射、生病、接触不良物质等因素会不会影响胎儿，因而经常处于焦虑状态。

2. 烦躁、易怒。孕妇常常因妊娠反应而心情变坏，烦闷不安，脾气变得越来越不好，凡事静不下心，动不动就发脾气。

3. 抑郁。妊娠期间，孕妇可能只关心体内的胎儿，而对其他事情漠不关心，造成孕妇失眠、厌食、性机能减退和植物神经紊乱。

4. 猜想。总在猜想宝宝是男孩还是女孩，担心宝宝的性别给将来生活带来压力，无形中给孕妇造成心理负担。

5. 依赖、多愁善感。总希望丈夫能时时陪在身边，过分依赖丈夫。有时候丈夫不小心忽视了某些细节，就怪他不体谅、不疼自己，甚至产生离婚想法。

6.恐惧、紧张。对分娩的恐惧和对宝宝的期盼，这种情绪在孕晚期比较常见。

2013年，美国《精神障碍诊断与统计手册》一书将原来产后抑郁的概念代之以围产期抑郁。书中认为妊娠期以及产后4周内（实际临床中延长至产后12个月）发生的不同程度的抑郁发作，都归为围产期抑郁。围产期抑郁是妊娠期及产后最常见的疾病之一。

 预防处置

 预 防 方 法

1.孕产期心理保健已成为妊娠分娩过程中的一项重要内容，人们对此越来越关注。孕产期心理保健在孕产妇的孕期健康、胎儿的正常生长发育以及促进自然分娩方面，发挥了重要的作用。

2.孕产期各阶段，孕产妇都可能出现不同程度的心理变化，放松心情有助于预防孕期抑郁和产后抑郁。

3.建议学习孕期、产后心理调节方法，缓解妊娠、分娩所带来的不安。

应 急 处 置

1.孕产妇出现强烈不安情绪时，要通过一些自我心理调节，保持稳定、乐观的良好心境，善于控制和缓解不良情绪。

2.孕产妇出现心理不适，可主动向家人或朋友倾诉，必要时可主动向专业心理咨询机构寻求帮助。

3.家人应关心孕产妇的情绪变化，适时给予帮助，尤其是丈夫应多包容体谅孕产妇的情绪变化，帮助其有效调节情绪，释放压力，消除烦恼。

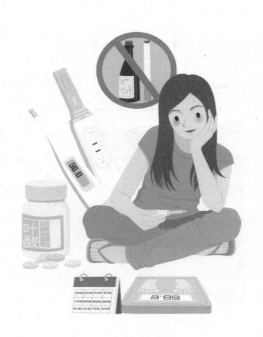

⑬ 孕期进行适度运动

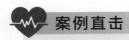 案例直击

　　二胎政策开放后，38岁的王女士和丈夫积极备孕，也如愿怀上了自己的孩子。怀孕之后，因为本身年龄大的缘故，王女士事事谨慎小心，生怕有什么疏忽给肚子里的孩子带来不测。听别人说，孕期运动对胎儿有好处，于是王女士就开始了每天快走10千米的运动。由于王女士在未怀孕之前就有每天运动的习惯，所以她认为怀孕之后每天10千米运动量并不大。可是没有想到，王女士怀孕的第三个月，一天，王女士像往常一样上班，刚到单位，下身突然大出血，同事见状马上将王女士送到了医院。医生赶紧进行救治，经过诊断，医生认为是过量运动引起的早期胎盘脱落，并且出现了流产的迹象。经过一系列治疗，医生最终还是帮助王女士保住了孩子。

解惑答疑

　　孕妇在孕期适当运动确实好处很多，不仅可以帮助顺产，还可以避免怀孕期间出现过度肥胖的问题。但是由于每个孕妇的体质存在差异，所以运动一定要量力而行，根据自己的实际情况设定运动量。尤其在怀孕早期也就是前三个月，孕妇一定要避免高强度的运动，因为怀孕初期胚胎组织发育还非常不稳定，过度劳累或者运动都有可能会导致胎儿不保。

 预防处置

预防方法

　　适度的身体活动是维持孕期体重增长的基础，孕期进行适宜规律的运动有利于预防妊娠期糖尿病，促进胎盘生长，保持愉悦心情，有利于自然分娩。只要没有医学禁忌，孕期进行常规活动和运动都是安全的。健康孕妇每天应进行不少于30分钟的中等强度身体活动。孕早期适宜的运动包括散步、游泳等。孕中晚期可进行散步、游泳、瑜伽等运动，可开展孕妇操运动。

应急处置

　　1.有特殊情况的孕妇不适宜超负荷运动，一旦出现不适，应立即停止运动，暂时休息，必要时去医院就诊。

　　2.加强自我保护意识，运动量以微微感觉累或者发汗为宜，中后期孕妈妈运动最好离家不远或者有人陪伴，在运动中出现任何不适，应马上停止。

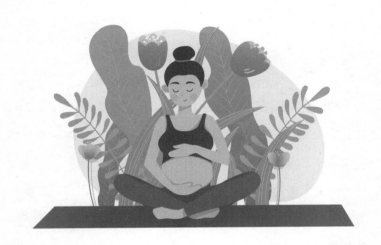

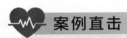 孕期保证合理膳食

案例直击

　　同事琳达怀孕期间特别爱吃自己婆婆制作的咸菜和酸菜，每顿能吃掉大半碗，有时吃的米饭、馒头甚至还不如咸菜多。婆婆也认为老话说"酸儿辣女"，琳达爱吃酸的，说不定是因为肚子里是个男胎呢。

　　怀孕快满3个月的时候，琳达发现自己内裤有血渍，吓得她赶紧跑到医院做检查。医生仔细问诊并检查胎儿发育情况后告诉她这是早产的先兆，现在需要开始卧床休息保胎，并且要特别注意饮食安全，加强营养。因为前三个月胚胎不稳定，容易出现先兆流产。

 解惑答疑

　　孕妇在怀孕期间的饮食搭配非常关键，既要吃得香，也要吃得

营养健康。孕妇作为特殊人群，不仅要重视加强营养，适量吃些营养丰富的食物，而且在膳食结构、饮食烹调、饮食卫生以及食品选择方面也要十分注意。怀孕期间若不注重均衡的营养，不但胎儿生长迟滞发育不良，严重可导致流产。但增加营养并不是吃得越多越好，而是注重食物中的均衡营养。

腌制菜类里含有大量的亚硝酸盐，对胎儿成长发育有负面影响。尤其是自己在家里做的腌制菜品，没有严格的密封条件，很容易细菌超标，这可能也是琳达出现早产先兆的原因。

 预防处置

 预防方法

1.孕前体重调整应至正常范围，保证孕期体重适宜增长。

2.孕前及怀孕期间，孕妇应常吃含铁丰富的食物，选用碘盐，合理补充叶酸和维生素D。

3.怀孕期间，孕吐严重者可少量多餐，保证摄入含必要量碳水化合物的食物。

4.孕中晚期适量增加奶、鱼、禽、蛋、瘦肉的摄入。

5.经常户外运动，严禁烟酒，保持健康生活方式。

6.保持愉快心情，积极准备母乳喂养。

应急处置 🔍

1.孕早期胎儿生长相对缓慢，对能量和各种营养素的需求量也无明显增加，应维持孕前平衡膳食。如果早孕反应严重，可少食多餐，选择清淡或适口的膳食，保证摄入含必要量碳水化合物的食物。进食少或孕吐严重者需寻求医师帮助。

2.孕中期开始应当适当增加食物摄入量，特别是富含优质蛋白质、钙、铁、碘等营养素的食物。

3.孕妇应按时产检。应从孕前开始对体重进行监测和管理，体重增长不足者，可适当增加能量密度高的食物摄入，体重增长过多者，应在保证营养素供应的同时注意控制总能量的摄入，并适当增加身体活动量。

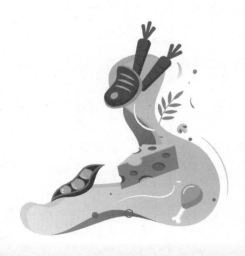

⑮ 孕期体重合理增长

　　30岁的杨女士怀孕前体重就超过了75千克。怀孕后，担心胎儿营养不够，她更是放开了吃喝，体重"飙升"至120多千克。半月前，即将临盆的她感觉几天没有胎动了，再加上下腹持续疼痛，孕期一直没有定期产检的她慌了神，急忙赶到医院就诊。超声提示胎儿已无胎心，她自己也患上了急性重症胰腺炎。经重症医学科医生检查，杨女士同时患有高血脂、高血糖、酮症酸中毒、多器官功能不全，再加上宫内死胎，生命危在旦夕。医生当机立断：终止妊娠取出死胎。经过医院产科、肝胆外科等5个学科10余位医生长达两周的全力救治，杨女士才脱离危险，闯过"鬼门关"，但痛失已足月的宝宝。

妇幼健康素养

解惑答疑

　　孕期增重近百斤极为罕见，也很危险。杨女士的宝宝没保住与母体高血糖和胰腺炎都有密切关系。孕妇孕期体重增长过多过快容易引起妊娠期糖尿病、高血压、血栓症以及胰腺炎等。分娩的时候有可能会出现产程过长、产后出血、产道受损、会阴部撕裂、胎盘早剥以及宫缩无力等。而且胎儿偏大分娩易出现难产或者出现胎儿宫内窘迫的现象。因此，孕期体重过轻或过重都不利于母子健康，孕妇应该定期到医院产科门诊体检，在医生指导下合理控制孕期的体重增长。

预防处置

预防方法

　　孕前体重调整至正常范围，保证孕期体重适宜增长。育龄妇女体质指数即BMI指数（体重千克数除以身高米数的平方，得出的指数）处于18.5~23.9属正常体重范围，最适宜孕育。孕期体重适宜增长有利于保证母婴的营养并获得良好的妊娠结果。平均而言，孕妇在怀孕期间总增重每月12千克较为适宜，其中孕早期增重不超过2千克，孕中、晚期每周增重约350克。孕前体重较轻的妇女孕期增重可稍多，孕前超重者或肥胖者孕期增重应减少。我国孕前体重正常妇女推荐孕期增重8~14千克，孕前低体重增重11~16千克，超重者增重7~11千克，肥胖者增重5~9千克。

应急处置 🔍

　　肥胖或者低体重的备孕妇女应通过合理膳食和适度运动，将体重调整至正常范围，并维持相对稳定。

　　（1）低体重（即BMI＜18.5）的备孕妇女，可适当增加食物量和规律运动，每天可加餐1至2次，增加牛奶100至200毫升，坚果10至20克。

　　（2）超重（24≤BMI＜28）或肥胖（BMI≥28）的备孕妇女，应纠正不健康饮食行为，减慢进食速度，减少高能量、高脂肪、高糖食物的摄入，多选择膳食纤维、蛋白质和微量营养素含量高的食物，在控制总摄入能量的前提下满足机体的营养需要，并通过增加运动消耗多余的身体脂肪，每天主动进行30分钟中等强度及以上的运动。

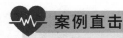 孕期应做妊娠期糖尿病筛查

 案例直击

陈某，36岁，孕二胎。因为怀第一胎时产检一切正常，所以自认为第二胎只要做几次B超检查就可以了，因此她没有做糖尿病筛查，孕期也没有做好饮食和体重的管理。家里老人也觉得怀孕就应该多吃多补，她更是放开来吃。最后分娩时新生儿体重将近4.8千克，而且新生儿出生后两小时内就出现了低血糖症状。

解惑答疑

妊娠中后期，孕妇体内维持妊娠的激素水平很高，导致胰岛素抵抗，简单来说就是对胰岛素的敏感性下降，这时如果孕妇机体代偿性增加胰岛素的分泌量不足，就会出现血糖水平的持续增高，发

生妊娠期糖尿病（GDM）。GDM的高危人群的状况包括：孕前肥胖，孕早期体重增加过多过快，年龄≥35岁，多产次，长期缺乏运动或有糖尿病家族史，妊娠期高血压，多胎妊娠，前一胎怀孕时已被诊断为GDM，等等。

妊娠期糖尿病对产妇和围产儿的危害很大，不仅会增加产妇流产风险、引发妊娠期高血压，引起羊水过多，还会增加畸胎儿、低体重儿和巨大胎儿的发生率，以及引发胎儿红细胞增多症、新生儿高胆红素血症、新生儿低血糖和新生儿呼吸窘迫综合征等。曾患妊娠期糖尿病女性将来发展成为Ⅱ型糖尿病概率明显增加，其宝宝患儿童期肥胖、成年期糖耐量受损和Ⅱ型糖尿病概率也会增加。

患妊娠期糖尿病的孕妇有三多症状，即多饮、多食、多尿。妊娠并发羊水过多或巨大胎儿者，应警惕合并糖尿病。但大多数GDM的患者无明显的临床表现。

 预防处置

 预防方法

1. 按时产检，孕妇应当至少接受5次产前检查并住院分娩。首次产前检查应当在怀孕12周以前。

2. 怀孕24至28周时，建议做妊娠期糖尿病筛查。

3. 产前诊断可发现胎儿某些先天性缺陷和遗传性疾病。35岁以上的孕妇属于高龄孕妇，更应引起重视，及时进行产前诊断。

4.孕妇应当保证合理膳食，均衡营养，在医生指导下适量补充铁、钙等营养素，切忌暴饮暴食。

应急处置

若出现妊娠期糖尿病，需调整好心态，对疾病有充分认识。

1.长期控制饮食，定期检查，并做到生活有规律，劳逸结合，注意卫生，防止感染，在医生的指导下进行饮食及药物治疗，需要紧急医疗救助时，拨打120急救电话。

2.孕期按时做好检查，孕期如发现患糖尿病，最好住院进行全面检查，以了解病情全貌，及早干预治疗，降低或完全避免孕母和产妇并发症和合并症，降低和避免胎儿和新生儿各种异常。

3.妊娠期糖尿病患者妊娠结束后，糖耐量通常可以恢复正常，但再次妊娠再次发病的概率高，多年后发展成糖尿病的概率高，建议妊娠期糖尿病患者进行产后健康体检。

17 孕期患病应遵医嘱服药

杨某怀孕后总是感冒，还经常胃疼，她没有在医生的指导下服用药物，而是自行在药店买了治疗感冒、胃疼的消炎药、止痛药服用。在怀孕期间，杨某也没有按时做常规的产前检查，直到分娩后才发现胎儿是先天性脑积水，新生儿随后死亡。

 解惑答疑

上述案例中，杨某的孩子出现先天性脑积水并死亡，主要是因为杨某孕期生病后没有到正规医院就诊，没有遵医服药，乱服用可能导致胎儿先天性畸形的药物。近年来，新生儿患有六指、唇腭裂、外耳道畸形、足内翻、脑积水以及脊柱裂等先天性缺陷疾病的人数逐年增多。据不完全统计，新生儿中因为母亲孕期使用药物不当所导致胎儿畸形的比例不小，因此，孕妇用药时切勿大意。

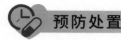 **预防处置**

 预防方法

孕期科学用药是每一个孕妇应重视的问题。药物可以通过胎盘直接影响胎儿，也可以通过引起母体发生变化而间接影响胎儿。孕期滥用药物、接触化学物质或用药不当，均会导致胎儿的器官形态构造发生异常。受孕后第3周到第14周是胚胎发育关键期，此时期最易致残致畸。因此，在孕期期间，孕妇如有身体不适，应到医院就诊，遵医嘱服药，不应自行到药店购买药物服用。

 应急处置

1.用药必须有明确的指征，避免不必要的用药，没有任何一种药物对胎儿的发育是绝对安全的。

2.只有药物对母亲的益处多于对胎儿的危险时才考虑在孕期用药。

3.若病情较轻，容许推迟治疗，则尽量推迟到妊娠中、晚期再治疗。

4.新药、老药同样有效时，应选用老药。新药多未经药物对胎儿及新生儿影响的充分验证，故对新药的使用更须谨慎。

5.已婚或准备怀孕的妇女在用药时都要慎重，因得知妊娠往往在停经后40天左右，此时已是受精后3周多，即妊娠5～6周。

6.还需注意父体用药对其后代是否有致畸作用。

7.孕妇用药可参照美国食品药品监督管理局拟定的药物在妊娠期应用的分类系统，在不影响治疗效果的情况下，选择对胎儿影响最小的药物。

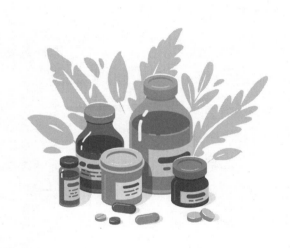

18 会计数胎动

　　小玉新婚不久就怀孕了，婆家和娘家都高兴得不得了，盼着孩子早日出生。可是在孩子34周的时候，小玉突然觉得胎儿不爱动了，想着还有不到一个月孩子就足月了，而且之前产检一直都正常，就没有太在意。小玉几天后去产检，医生却发现孩子已经没了心跳。原来小玉一直没有数胎动的习惯，发现胎儿不怎么爱动，也并没有在意，殊不知是胎儿缺氧而动不起来了。面对这样沉重的打击，小玉陷入了深深的自责，因为自己的疏忽，才让孩子离开了。相比之下，小玉的表妹小琼就幸运得多了。有了表姐的前车之鉴，小琼在怀孕之后把数胎动变成了日常的重中之重。在孕后期小琼监测胎动时，连续两天发现宝宝的胎动频率不稳定，时快时慢。于是马上去医院检查，原来因为孩子脐带绕颈缺氧，导致胎心率不稳定。小琼听从医生建议，赶紧入院做剖宫产手术，最终母子平安。小琼事后说："我很庆幸自己每天坚持数胎动，及时发现异常才挽回了我儿子的性命。"

解惑答疑

孕期时，虽然宝宝和妈妈隔着一层肚皮，无从知晓孩子的状况，但是孕妇可以通过胎动来了解孩子是否安然无恙。而数胎动的重要性就在于通过每一次的胎动数据，监测孩子正常与否，若有异常应及时去医院采取相关措施。

预防处置

预防方法

胎动计数是孕妇最简单直接的对胎儿的自我监护办法。

1.孕妇一般在怀孕18周~20周开始自觉胎动，在孕晚期应当学会胎动计数的方法。

2.胎动计数的具体做法是：孕妇在每天早、中、晚相对固定时间内各测1小时胎动，将3次胎动数相加乘以4即得出12小时的胎动计数。胎动计数每小时3~5次，12小时一般为30~40次。如果胎动次数每小时少于3次或12小时少于10次，则可能提示胎儿在宫内缺氧。

应急处置 🔍

1. 胎动变化能反映胎儿在子宫中的状态，通过胎动计数可以初步判断胎儿在宫内的状况。胎动急剧减少或胎动突然特别频繁之后又减少应及时到医院诊治，以免发生意外。

2. 定期产前检查能够动态监测胎儿发育情况，及时发现妊娠并发症或合并症。

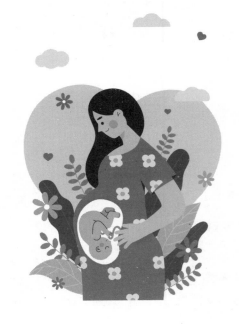

⑲ 提倡产前检查、住院分娩

　　孕妇刘某，孕早期无明显恶心、呕吐等早孕反应，孕4个月自觉胎动正常，无其他任何不适。孕早中期未做任何产前检查。孕7个月时自诉有时头晕、乏力、双下肢水肿，到乡卫生院做过一次产前检查，测血压为140/85毫米汞柱，但未做任何化验检查。回家后刘某双下肢水肿加重，眼睑也轻度浮肿，晚上休息后仍不消退。孕8个月时，刘某到县医院检查，县医院医生测血压为150/100毫米汞柱，尿蛋白（＋），诊断为"妊娠合并高血压"建议住院治疗。但刘某和家属考虑到家里经济不富裕，家务活和农活较多，没有人能来医院陪伴。另外，婆婆说怀孕后都会有水肿，没大事。丈夫与孕妇本人认为母亲是过来人有经验，便要求带药回家。

2周后的一天，刘某早上开始头痛，中午出现轻微腹痛。次日早7时，刘某自述头晕、头痛难忍，丈夫赶快请来村接生员，测血压为180/120毫米汞柱，接生员肌注1支鲁米那，嘱咐家属赶快将孕妇送往乡卫生院，途中产妇抽搐两次。10时多，孕妇被送入乡卫生院，医生给予冬眠1号半量、25%硫酸镁5克肌肉注射后，转送县医院妇产科抢救。转诊途中，孕妇再次抽搐，中午12时多到达县医院。值班医生查体：患者处于抽搐、深度昏迷状态，口唇、舌有咬伤痕，测血压为160/100毫米汞柱、心率104次/分、呼吸频率20次/分，心肺听诊正常，胎心132次/分，有宫缩，双下肢浮肿。诊断为产前子痫，立即抢救，给予解痉，同时吸氧治疗。经上述处理后，孕妇仍处于深度昏迷状态。医生向家属交待病情，认为应立即剖宫产分娩，但家属坚决反对，3小时后胎儿仍未娩出。此时，胎心音消失。17时30分，孕妇经抢救无效死亡。

解惑答疑

孕妇刘某在孕期内没有进行完整的产前保健检查，导致没有及时发现子痫前期的危险症状。临近分娩，刘某又没有及时住院，从而延误了治疗时间，最终因基础疾病妊娠期高血压引起的子痫导致心力衰竭死亡。

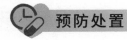 **预防处置**

预防方法

1.孕妇应当至少接受5次产前检查并住院分娩。首次产前检查应当在怀孕12周以内。

2.孕妇应到有助产技术服务资格的医疗保健机构住院分娩,高危孕妇应提前住院待产,最大限度地保障母婴安全。

应急处置

1.自然分娩是指在有安全保障的前提下,让胎儿经阴道娩出的分娩方式。但当不具备自然分娩的条件时,应听从医生的指导,选择安全、对母婴都有利的生产方式。

2.怀孕期间,如果出现高热、头晕、头痛、呕吐、视物不清、阴道出血、腹痛、胎膜破裂(破水)、胎动异常等情况,应当立即去医疗保健机构就诊。

⑳ 学会计算预产期

案例直击

　　小曹平时月经周期正常，这个月却已经超过20天没有来月经，前往医院检查后发现怀孕了。她问医生，经常听说"十月怀胎"，那到底几月几号是自己的预产期呢？医生告诉她，她的末次月经是2018年8月15日，预产期应该是2019年5月22日。

解惑答疑

　　一般来说月经周期规律的孕妇预产期是从月经第一天开始数的第280天。预产期的推算公式为：月份为末次月经开始的第一天所在的月份加9或减3；日期为末次月经开始的第一天日期加上7。例如末次月经是2016年1月1日，月份为1加9，日期为1加7，预产期即为2016年10月8日；如果末次月经是2016年5月12日，月份为5减3，日期为12加7，预产期即为2017年2月19日。

预产期的算法与实际的分娩日期常相差1~2周，若平时月经周期长短变化较大者，预产期可能相差更多，所以推算的日期只是一个概数，可以提醒孕妇胎儿安全出生的时间范围，孕37~42周分娩的都为足月分娩。

有的妇女末次月经日期记不清楚或是月经周期紊乱，无法通过末次月经日期推算预产期，医生可通过做B超、测量子宫底高度、早孕反应出现时间、胎动出现时间等方式推算出预产期。

 预防处置

 预 防 方 法

1.计划备孕的女性应记住末次月经日期，学会计算预产期。

2.孕妇应当至少接受5次产前检查并住院分娩。首次产前检查应当在怀孕12周以内。

3.孕妇应当保证合理膳食，均衡营养，在医生指导下适量补充铁、钙等营养素。

应 急 处 置

1.在怀孕24~36周间分娩视为早产(早期产)，比预产期延迟者，即在第42周以后分娩，则为逾期产(过期产)。如果孕妇已经过了预产期，还没出现分娩征兆，必须注意进行胎动监护，一旦胎动每小时少于3次或在12小时内少于20次或胎动减弱，则需马上到医院作进一步检查。

2.怀孕期间，孕妇如果出现高热、头晕、头痛、呕吐、视物不清、阴道出血、腹痛、胎膜破裂（破水）、胎动异常等情况，应当立即去医疗保健机构就诊。

3.出现临产征兆，孕妇应及时前往医疗机构就诊。

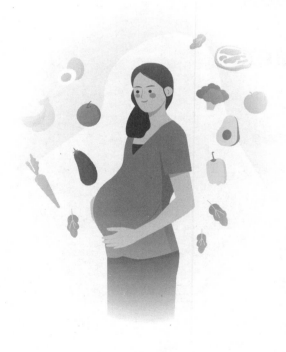

㉑ 临产征兆会识别

　　黄某是头胎孕妈，临近预产期的一天突然见红，她急急忙忙拿了待产包赶往医院。急诊医生检查后发现宫口未开，羊膜囊完整，没有达到收入院的指征，她只好带着东西回家继续等待。三天后，黄某肚子开始疼痛，约15分钟一次，又急急忙忙拿着待产包赶去医院。医生检查宫口未开，羊膜囊完整，胎心监测时半小时未发现宫缩，还是没有达到收入院的指征，她只好又带着东西回家等待。又过了两天，黄某在睡觉时突然觉得有液体不停地从阴道流出，便立即赶往医院，医生检查发现羊膜囊已破，这才开住院卡让这位孕妈住院待产。

解惑答疑

一般来说，初产妇出现以下临床症状可准备前往医院：

1. 出现规律宫缩。这是临产最重要的标志。宫缩初期大概间隔10分钟一次，且较轻微。宫缩强度会逐渐加强，宫缩频率会逐渐加快，每隔3~5分钟一次，每次宫缩持续时间变长，可持续50~60秒。宫缩会引起腹痛，有少数孕妇会出现腰酸。通常情况下，宫缩发生时会伴有阴道出血（即见红）。

2. 破水。临近分娩，包裹在胎儿周围的羊膜囊破裂，囊内的羊水从阴道流出。流出的羊水为无色透明，可能含有胎脂等漂浮物。孕妇感觉到热的液体持续从阴道流出，不能像控制排尿一样控制羊水流出，这就是破水。破水后应立即平躺，由家人送往医院。

3. 见红。当分娩临近，子宫收缩扩张，宝宝的头开始下坠入盆，胎膜和子宫壁逐渐分离摩擦，引起血管破裂而出血，黏液栓脱落和这些血液一起排出。见红的颜色一般为茶褐色、粉红色、鲜红色。出血量一般比月经出血量少，混合黏液流出，质地黏稠。见红大多在分娩临近，阵痛发生前24小时出现。大部分孕妇在见红以后48小时内临产。但因个体差异，也有在分娩1周前或更早就出现见红的情况。如果只是出现了淡淡的血丝，量也不多，孕妇可以留在家里观察，如果见红后出现阵痛和破水，就应该立即在家人的陪伴下去医院。有一种情况要注意，胎盘剥离引起血管破裂也会造成出血，如果发现出血量超过月经量，或者大量鲜红色血液涌出，这种情况非常危险，须立即到医院就诊。到医院后，医生会检查宫口开了几指、羊水情况，初产妇规律宫缩宫口3厘米（经产妇2厘米），可以考虑去产房待产。经产妇与初产妇临产征兆大致一样，只是产程会快一些。

 ## 预防处置

预防方法

1. 孕妇孕期至少应进行5次产前检查，孕早期1次，孕中期2次，孕晚期2次，有异常情况者应适当增加检查次数。

2. 孕妇定期产前检查能够动态监测胎儿发育情况，及时发现妊娠并发症或合并症。

3. 孕妇应保持好的心情，积极地、耐心地待产，正常进食，保证睡眠，保持体力。

应急处置

1. 正确识别临产的征兆：规律、伴有疼痛且逐渐增强的子宫收缩，每次持续30秒或以上，间隔5至6分钟。

2. 孕晚期28周后应每两周一次产检，35周后每周一次产检。

3. 在产检无异常的情况下，提前准备好待产包，出现临产症状立即前往医院。

㉒ 预防产后抑郁

产后抑郁是指产妇在产褥期发生的一种常见精神疾病，通常在产后2周内发病。

由于产后抑郁导致的家庭悲剧层出不穷。据报道，2018年最后一天，某地一女子将小孩扔下后跳楼，母子两人抢救无效死亡，经调查发现该名女子患有产后抑郁症；一名26岁的年轻妈妈患上产后抑郁症，在给才出生几天的孩子喂奶后跳楼自杀；一位28岁的年轻妈妈带着八九个月大的女儿在家服毒自杀……

可见，得了产后抑郁之后，产妇可能会有一些极端的行为。产后抑郁有多凶险？这绝不是"矫情"，产妇应如何赶走产后抑郁，确实需要引起各方面重视。

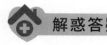

解惑答疑

为什么会产后抑郁呢？原因其实是多方面的，例如产妇身体产前产后的疼痛、激素水平的骤变、产后身材的变化；又如产妇生活环境的变化，家中多了孩子，增加了老人或保姆；伴侣的关心交流不够，或加上职场压力……这其中的任何一桩都需要产妇有较为强大的调节能力，需要面对困难的勇气，以及处理问题的能力。如果产妇长期处于心情难以纾解的状态，自身心力交瘁，再加上婴幼儿大哭吵闹，家人漠然忽视，外人干预甚至指责等，悲剧发生的可能性非常大。

预防处置

预防方法

按照不同产妇心理因素或针对其危险因素进行心理干预，将有助于减少产后抑郁症的发生。

1. 积极了解产后抑郁症的相关知识。孕前夫妻及家庭最好是有计划、有准备地生育宝宝，并且学习妊娠、分娩及产褥期的相关知识，了解产后抑郁症的危害，消除产后抑郁症就是精神病的错误认识。

2. 学会进行适当倾诉，以便释放压力。新手妈妈要把自己的感受和想法向伴侣倾诉，让伴侣理解自己的处境，分担自己的焦虑，得到心理上的安慰。当然也可以向朋友、亲人倾诉，得到不同方式的关心，让坏情绪找到释放的出口，保持愉快的心情。平时多关注宝宝的发展变化，从宝宝的笑容、小小的进步中获得快乐。

3.保证产妇休息质量。新生宝宝极易使产妇睡眠不足，这时候情绪会非常容易失控，家人也要多帮助产妇护理宝宝，千万不要因为宝宝的到来而忽略了产妇。产妇每周要给自己一点时间，做自己喜欢做的事，适度地给自己喘口气，对缓解焦虑、抑郁、不安的情绪也是非常有帮助的。

4.保持适当运动。运动可以调节产妇的内分泌系统、不稳定情绪，改善抑郁症状，使产妇保持轻松愉快的心情，同时使神经与肌肉得到放松，通过放松身体起到调整心态的作用。建议产妇在身体允许的情况下，可以适当出门散散步，做一些自己喜欢的低强度的运动，如瑜伽等，每天保持一定的运动量。

应急处置

1.出现产后抑郁一定要及时治疗。产妇出现产后抑郁表现时，要及时干预治疗，避免抑郁加重带来无法挽回的后果。

2.家人应多观察产妇的心理变化，如果感觉产妇情绪出现异常，且持续2周或以上时，就要及时到医院专科门诊找医生咨询治疗。

㉓ 产妇注意个人卫生

小红生完孩子正好是大暑时节，天气又闷又热。作为过来人的婆婆和妈妈都说："产妇生完了孩子身体虚弱，不能洗澡，不能洗头，更不能受风着凉了。"大热天小红在家里坐月子，不让开空调，不让开窗户，每天只能用热水擦一下身子。小红提出网上朋友们都说坐月子可以洗澡、洗头。但还是被家人否定了，说是万一感冒了会落下月子病。为了催奶，小红还要喝浓鸡汤、猪脚汤、鲫鱼汤，但因为天气太热小红一点胃口都没有。这样过了几天，小红皮肤痒，头发也痒，浑身难受，都快崩溃了。婆婆陪她去向医生问诊，医生给她们讲解了科学坐月子的知识。

解惑答疑

　　其实这是对"坐月子"的错误理解。传统上人们将产后一个月称为"坐月子"，坐月子期间，产妇需要休养。产妇要注意的事项的确很多，但坐月子是可以洗头、洗澡、刷牙的，也绝对不会落下月子病。但如果不洗澡、不通风、不刷牙反而使细菌病毒滋生，导致产妇生病。坐月子时，饮食上也不必喝浓汤，应该以清淡饮食为主。《母婴健康素养——基本知识与技能（试行）》第二部分：健康的生活方式和行为第9条明确指出：产妇应当养成良好的个人卫生习惯，提倡开窗通风、刷牙、洗澡等。

 预防处置

 预防方法

　　1. 产妇坐月子期间，只要体力允许，产后第2天就应该开始刷牙，最迟不超过3天。

　　2. 至于剪指甲、趾甲也可以照常进行，指甲是角化了的上皮，剪掉根本不存在"剪刀风"的问题。

　　3. 哺乳前应用温开水清洗乳头，切忌使用肥皂、酒精、洗涤剂等，以免破坏保护乳头和乳晕皮肤的天然薄膜，造成乳头皲裂，影响哺乳。

4.月子里产妇的会阴部分泌物较多，每天应用温开水清洗外阴部。勤换会阴垫并保持会阴部清洁和干燥。恶露会在产后2~6周排干净。

5.一般产后一周可以洗澡，可选淋浴，不宜洗盆浴。注意保暖、洗澡时间不宜过长。

6.居室内经常通风，室内温度不可太高，也不可忽高忽低。过去常有将门窗紧闭，不论何时产妇都要盖厚被的说法，这是十分危险的，尤其是在夏季，极易造成产妇中暑。室内通风要注意以下几点：

（1）坐月子期间要避免身体被电扇的风直吹。

（2）开冷气时，不要将风口对着产妇，温度设定在25℃~28℃左右最适宜。

（3）坐月子期间，衣服若因排汗量过多而湿了，一定要马上换干的衣服。

（4）冬季气温低，床边可准备睡袍或厚衣服，半夜起来喂奶要先穿上，避免受风寒。

应急处置

1.若产后出现头痛、头热、全身不适及下腹压痛、恶露有臭味且增多等症状，要警惕产褥感染，及时前往医疗机构寻求帮助。

2.患产褥感染的产妇要充分休息，有条件的最好不要立即给小孩喂奶，宜暂停一段时间。

24 产后检查莫忽视

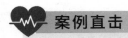
　　小燕经过十月怀胎，好不容易生下了宝贝儿子。产后离开医院时，医生交代需按时回去复查。小燕想到产检时在妇幼保健院每次产检过程繁琐，排队、取号、拿药，花好长时间，最后每次结果都是正常的，医生也就是建议补叶酸、抽血、验尿，好像也没什么重大的事情。于是，她想产后就不用再去医院复查了，免去这些麻烦事了。可是没想到，小燕产后出现难以启齿的症状。就是经常想去厕所，小便有时候憋都憋不住。在和朋友吃饭的时候最为尴尬。还有就是和老公亲热的时候非常疼，老公和小燕都快崩溃了。

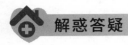

解惑答疑

原来产妇在生产完之后，身体也会伴随发生一些微妙的变化。所以这个时候，做一个全面的产后检查与做孕期检查、产前检查是一样重要的。《母婴健康素养——基本知识与技能（试行）》第二部分"健康的生活方式和行为"第13条明确提出：产后42天左右，母亲和婴儿均应接受一次健康检查。小燕就是因为没有做盆底检查才导致了相关问题发生。

预防处置

预防方法

产后妈妈应该做什么检查？至少应包括以下几项：

1. 全身检查：血压、脉搏、血尿常规检查，了解全身恢复情况。

2. 妇科检查：了解阴道、子宫是否已恢复到怀孕前状态、会阴伤口是否恢复。

3. 盆底检查：盆底就像一张"吊床"，托起子宫、阴道、膀胱、直肠。怀孕、分娩会造成盆底损伤，可能会引起粪尿失禁、盆腔脏器下垂、性功能障碍、慢性盆腔痛。如果尽早检查、及时治疗，可以避免这些疾病的发生。

4.超声骨密度测定：产后妈妈经过十月怀胎和哺乳，体内的钙大量流失，所以产后做骨密度检查可及时发现骨钙的流失情况，以免发生骨质疏松的情况。

5.乳房检查保障母婴健康：生产完之后，乳汁会充满乳房，使乳房变得很丰满。由于宝宝每天都要喝奶，乳房的表面会变得很敏感，不能受到外界任何哪怕是轻微的伤害，否则会出现乳胀、乳房疼痛感，严重的还会感染乳腺炎，不仅威胁产妇乳房的健康，而且分泌的乳汁又会直接影响宝宝的健康。所以，给乳房做检查，不但是出于对产后妈妈的保护，也是为了保障宝宝的健康成长。

6.腹部检查：剖宫产伤口的检查、腹直肌分离检查、妊娠纹的检查。这些检查没做好不但影响美观，还会引起腰背部的疼痛。

以上这些检查有的应安排在产后30天、有的应安排在产后42天，产妇应重视，并安排好时间。

应急处置

1.在坐月子期间一定要注意保暖，不要着凉。

2.产后相关检查要按时按医生要求选择正规医院进行。

3.产妇要保持愉悦的心情。

25 鼓励母乳喂养

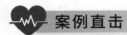

　　大家都知道母乳喂养对宝宝好，对妈妈也好。妍妍生完宝宝，医生就要她早接触，早开奶，说初乳最有营养，而且早开奶对今后母乳喂养好处多。但家人说刚生完孩子的妈妈应多休息一下，不要喂奶。乳房的胀痛让妍妍叫苦连天，后来乳汁淤积，还引起了乳腺炎。而且妍妍乳头凹陷，导致宝宝无法好好吃奶，真是让人痛苦不堪。乳汁那么少，宝宝够吃吗？一系列的问题困扰着妍妍、宝宝和她们全家。

解惑答疑

1. 母乳喂养对新生儿的好处。

母乳中富含各种营养物质，可满足宝宝健康成长的需要。母乳中的抗体可增强宝宝免疫能力，让宝宝远离很多常见的疾病。母乳是宝宝最理想的、天然的营养物质。

2. 初乳喂养"法则"。

初乳，即产妇诞下宝宝7天内产出的乳汁。初乳内含有大量抗体，可以起到保护孩子肠道的作用，预防细菌侵入和蛋白过敏。

所以，在孩子出生后的半个小时之内，甚至10分钟之内，我们要让刚出生的宝宝马上与母亲的乳头进行接触，这叫作产后早吸吮。它的好处是可以避免宝宝由于接触橡皮奶头产生错觉而拒绝吃母乳。产妇的身体通过宝宝频繁吃奶及有效吸吮获得信号，会分泌出宝宝需要的等量母乳。早吃奶、常吃奶是母乳喂养有个良好开端的最重要因素之一。宝宝刚出生时，应当按照宝宝的意愿，不受限制地哺乳。频繁哺乳可让新生儿获得营养。即使没有哺乳，也应该多和宝宝保持肌肤接触。母亲经常将乳房接近宝宝，不仅有助于宝宝情绪稳定，也有助于母乳喂养的顺利进行。

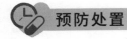

预防处置

预防方法

1. 孕期加强营养，合理膳食，为产后泌乳储备营养。

2. 母乳喂养对孩子和母亲都是最好的选择，夫妻双方应尽早了解母乳喂养的益处，学习正确哺乳的方法，为产后尽早开奶和成功母乳喂养做好各项准备。

3. 在母乳喂养期间，产妇应该保持好的心情，情绪不好会影响母乳的分泌，导致宝宝健康受损，妈妈们应该引起重视。如果心情不佳时，最好避免给宝宝喂奶。

应急处置

1. 若发生乳汁淤积，一个办法是可以请开奶师帮忙疏通乳管。另一个办法就是一边按摩一边用吸奶器吸，慢慢操作不要着急，吸到整个乳房变软为止。需要注意的是产妇每次涨奶时可以给宝宝喂奶，如果宝宝不饿也要马上吸出来，以免长时间不处理导致乳汁淤积。

2. 对于乳头凹陷的产妇，有以下几种处理方法：

第一，每次哺乳前，应将乳头轻轻拉出，送到宝宝口中，等宝宝完全含住并能吸吮，这种操作需要多次坚持和磨合，长期坚持，乳头的形状就会慢慢改变。

　　第二，可以到孕婴店购买乳头矫正器进行牵引，形成一个凸出来的效果。这需要一定时间，过程可能会比较漫长，但多次的牵引后，效果就会明显。

　　第三，每次在喂奶前用热毛巾热敷一下乳头，然后再用手将乳头轻轻夹一下，夹住以后慢慢提出来，乳头就会逐渐立起来，但应避免太大力伤到自己。

　　第四，通过吸奶器把奶水挤出来，或让孩子通过乳贴的负压吸出乳汁来。另外，吸奶器也有矫正乳头凹陷的作用，但使用吸奶器的力道要掌握适当，以免引起负压过大，发生湿疹。

　　与此同时，产妇要注意给宝宝喂奶前后乳房的清洁，因为凹陷的乳头周围容易残留污垢，易引起继发感染。乳头严重凹陷的，不能强行拽住乳头外拉，需要经过医生的判断，避免引发急性乳腺炎。

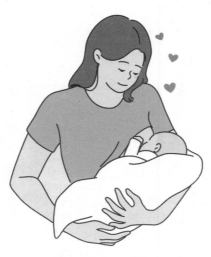

26 新生儿体重异常要重视

　　豆豆刚出生的时候体重是3.5千克，家里人都高兴极了，爸爸妈妈都觉得生了个大胖小子，爷爷奶奶、外公外婆更是高兴，把豆豆当成掌上明珠，爱不释手。可是没过一个星期，豆豆的体重不但没增加，反而降低了，还出现皮肤黄、不爱吃奶的症状。家里人都吓坏了，于是来到了新生儿科门诊咨询。医生耐心解释，刚出生的宝宝是有一个生理性体重下降的过程，也有一个生理性黄疸的过程，一般黄疸两周到一个月会自然消退。听完医生的话，全家人这才放心。

解惑答疑

　　虽然大部分新生儿在精心呵护下，都可以健康成长，但是，新生儿体重突然下降是怎么回事呢？

　　新生儿刚出生一周左右体重降低，是因为在出生以后对周围的环境、饮食和各种条件的不适应，需要一个逐渐适应的过程。细心的家长应该会发现，在新生儿刚出生的那几天，无论吃奶量如何，体重都是不增反降的，这其实是新生儿生理性的体重下降。

　　生理性体重下降幅度一般不会超过体重的10%，也就是说，要是一个新生儿出生时的体重为4千克，出生3~4天体重会有所下降，但只要保持在3.6千克以上，都属于正常的范围。

　　之后的一段时间，新生儿的体重会逐渐正常增长。这属于正常的，家长不需要太过惊慌。

 预防处置

预防方法

　　1.合理喂养。新生儿出生后应该纯母乳喂养，6个月后要及时添加辅食，避免过早添加辅食。如出现新生儿体重变化和食量、大小便变化应该及时就医。

　　2.定期监测新生儿体格指标，建立良好的生活规律。

应急处置

1. 喂养不当。

不管新生儿是母乳喂养，还是混合喂养、奶粉喂养，如果喂养不当，就会出现体重下降的情况。这种现象会对新生儿的正常生长造成影响。尤其当新生儿吃不饱时，一定要及时请教专业的儿科医生，有针对性地进行调整，避免对新生儿的生长发育带来更多不利。

2. 疾病。

不管是先天性疾病还是后天引发的疾病，都有可能引起新生儿体重下降。但是疾病需要在详细检查后才能发现，在此之前不能盲目进行判断和用药，避免对新生儿带来不利影响。作为家长，一定要密切关注新生儿的情况。

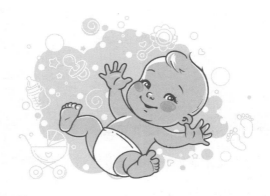

27 新生儿疾病筛查要及时

案例直击

　　豆豆刚刚出生，就被要求在脚底采血。豆豆的哭声听得爸爸妈妈心都碎了，赶忙问医生："这到底要做什么检查啊？"医生说是新生儿疾病筛查，做这些是对宝宝好呢。新生儿疾病筛查可以以最短的时间和最低成本检查出新生儿是否患有某几种疾病，如果不筛查，到孩子大了才发现就错过了最佳的治疗时间，早检查才能早诊断、早治疗。所以请家长务必重视新生儿疾病筛查。

解惑答疑

　　为什么要做足跟血筛查？新生儿足跟血筛查是指在婴儿出生后72小时采集足跟血进行的检查。主要用于筛查发病率较高，早期无明显症状但有实验室阳性指标，能够确诊并且可以治疗的疾病。在新生儿期对一些先天性代谢缺陷性疾病进行检测，若有可疑病人，需进一步检查确诊。这可以使患儿得到早期诊断和治疗，避免不可逆的病变所造成的体格和智力发育障碍，甚至死亡。

不要小看这两三滴血，它足以改变宝宝的一生。因此，父母一定要积极配合医院按照筛查程序进行足跟血筛查。

 预防处置

 预防方法

1.产前诊断可发现胎儿某些先天缺陷和遗传性疾病。35岁以上的孕妇，更需进行产前诊断。

2.对新生儿进行疾病筛查，可以发现某些危害严重的先天性遗传代谢性疾病，从而早期诊断、早期治疗，避免宝宝因脑、肝、肾等损害导致智力、体力发育障碍甚至死亡。

3.新生儿疾病筛采血应当在婴儿出生72小时并充分哺乳后进行。因各种原因提前出院、转院的婴儿，不能在72小时之后采血的，原则应当由接产单位对上述婴儿进行跟踪采血，提高筛查的覆盖率，但时间最迟不宜超过出生后20天。

4.家庭中一向没有先天性遗传病或孩子出生后看起来很健康，都有必要参加新生儿疾病筛查。

应急处置 🔍

1.《中华人民共和国母婴保健法》中指出：医疗保健机构对婴儿进行体格检查和预防接种，逐步开展新生儿疾病筛查、婴儿多发病和常见病防治等医疗保健服务。

2.一旦筛查发现疾病，家长要保持冷静的心态，按照医生嘱咐，进行必要的饮食治疗或其他治疗，以防止或缓解疾病造成的严重后果。

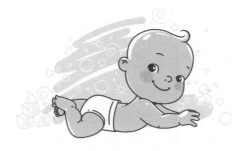

28 新生儿睡眠要充足

 案例直击

　　多多的妈妈看到刚出生几天的多多睡觉总是一抖一抖地，总睡不踏实，有时候还"哼哼唧唧"两下。多多妈在小区和宝妈群里问了其他新手妈妈，发现很多新生儿睡觉都会出现这几种情况：有时会憋气、涨得小脸通红；有时双臂抖动，好像很痛苦；经常"哼哼唧唧"，睡觉被惊醒。

　　多多妈很纳闷，这是怎么回事呢，是正常现象吗？

 解惑答疑

　　大多数新生儿睡觉出现这些现象，都是正常的生理状态。主要和以下这些因素有关：

1. 神经系统发育还不完善。

新生儿在妈妈腹中很有安全感，但出生后会受到外界环境所带来的各种刺激。加上新生儿脑神经系统还不够完善，所以需要有一个逐步适应的过程。

在适应的过程中，某些成人不会在乎的细微声音，比如窗外的"呼呼"风声、楼下猫咪的叫声、地板的轻微震动……这些在新生儿的感知世界里，都会被放大，并对他们造成影响。

2. 消化系统发育还不成熟。

新生儿出生后，从脐带输送营养变成了直接进食，这个过程也需要适应。出生后三个月前的新生儿长得最快，而且吃得多拉得勤，甚至边吃边拉，胃肠道的负担也不轻。

这导致新生儿的肚子会"咕噜咕噜"叫，有时还会扭动身体、使劲。新生儿使劲的时候容易憋气，小脸涨得通红也是正常。

3. 生长速度很快。

在头三个月，新生儿的体重可以翻一倍，身长也会比出生时长20%以上。可想而知，新生儿的骨骼、筋脉、肌肉、皮肤都在快速生长，所以需要不断地伸展来解除这个过程中的不适。

新生儿使劲、抖动双臂这些现象，都说明了身体发育得较快。

4. 深睡、浅睡期的转换。

新生儿睡眠周期较短，深睡眠和浅睡眠经常转换。在转换过程中，也会出现哼唧、使劲、哭闹等，就像大人，夜里睡觉时也会伸懒腰、滚动身体。

尤其是3个月内的新生儿，很多在20~45分钟就转换一次。但随着月龄的增大，宝宝这方面的情况会越来越好，单次睡的时间也越来越长。

5. 喂养和护理不当。

喂养方面，妈妈不要一次给宝宝喂得太多，以免造成较重的胃肠负担，造成孩子易闹、使劲等情况。

 预防处置

 预防方法

日常护理不当，比如穿得过多、捂得厚，室内温度偏高，孩子睡觉时后背出汗，也会造成睡眠质量不高，容易哭闹惊醒等现象。

虽然这些现象是正常的，但妈妈肯定都希望宝宝能睡得安稳些，以下这些办法有利于缓解新生儿出现的这些现象：

1. 新生儿抚触和按摩。

触摸新生儿的皮肤和身体，可以刺激皮肤感受器，上传到中枢神经系统，促进新生儿身心健康发育。

另外，妈妈搓热双手手心，顺时针按摩新生儿的腹部，可以促进肠道发育，减少新生儿憋气、使劲等现象。

2. 宝妈育儿法。

与新生儿直接肌肤相贴，妈妈的温度和心跳或许可以让新生儿安稳下来。尤其是在新生儿出生后的头三个月，这种肌肤对肌肤的拥抱养育，还能促进亲子感情、稳定新生儿情绪。

3. 注意喂养方式和营养摄入。

妈妈应该尽量以母乳喂养为主，减少奶粉对胃肠道的消化负担。同时应该及时补充维生素D，促进奶液中的钙质吸收。因为新生儿通过乳汁摄取的维生素D量有限，如果补充不足可能会影响钙的吸收，从而导致缺钙，而缺钙会让新生儿睡不安稳，所以维生素D一定要规律补充。

应急处置 🔍

如果新生儿有以下几种情况，一定要引起重视，及时到儿保科就诊：长期哭闹过度，难以安抚；多次憋气后出现嘴唇发紫，脸色变暗；呼吸次数过多、急促；全身僵硬，难以放松；生长发育缓慢不达标。

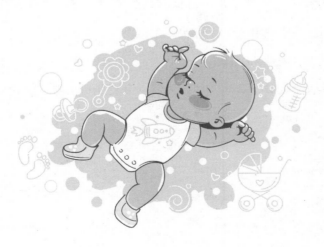

㉙ 婴儿应正确补充维生素D

　　一天一对新手父母带着9个月的宝宝急匆匆地来到区妇幼保健院儿童营养保健门诊咨询："医生，您快看看，我宝宝肚子这里怎么突起来像一串串珠子一样，手腕、脚踝上也突起来像戴了个镯子？"经过医生仔细检查后，发现孩子还伴有颅骨软化、方头、肋骨外翻等体征及出牙延迟、多汗、夜惊等症状，是典型的佝偻病表现。医生说："这叫肋骨串珠和手、足镯，是营养性维生素D缺乏性佝偻病的表现。佝偻病是一种常见的营养缺乏性疾病，主要是因为体内维生素D不足，出现以骨骼病变为特征的全身性慢性疾病。除了以上症状，学走路时还容易出现O型腿或X型腿。"孩子妈妈着急地问："医生，都说母乳是宝宝最理想的食物，我宝宝前6个月都是纯母乳喂养的，宝宝怎么会营养不良呢？6个月以后我也逐步添加了辅食，维生素D不能从日常食物中补充吗？听说晒太阳可以让身体产生维生素D，我们有时也会带宝宝出去晒太阳啊！"医生安抚道："别着急，你们做得很好。随着社会经济及家长们保健意识的提高，营养性维生素D缺乏性佝偻病的总体发病率逐年在降低，病情也趋于轻度。但宝宝生长发育极快，骨骼生长迅速，户外活动偏少，仍然是这类疾病的高危人群。所以婴儿应正确补充维生素D。"

 解惑答疑

维生素D的主要生理功能是维持体内钙磷正常代谢、神经肌肉正常功能和骨骼的发育健全，是钙代谢最重要的生物调节因子，是婴儿生长发育过程中必不可少的一种营养素。但维生素D几乎不能通过乳腺，母乳中的含量较低，一般仅为0.55微克/升，单纯依靠母乳喂养不能完全满足婴儿维生素D的需要。其他天然食物如肉、蛋、豆、奶中维生素D的含量也较少，谷物、蔬菜、水果等几乎不含维生素D。因此，添加辅食后也难以从日常膳食中获取足够的维生素D。阳光中紫外线的照射的确能促使人体皮肤自身合成维生素D，但考虑到对照射强度、时间、暴露皮肤面积的要求以及过量阳光照射对婴儿视觉、皮肤的损伤等，不建议作为婴儿获得维生素D

的最佳方式。相比较而言，补充维生素D制剂的方式，难度小、可靠性高，建议首选。

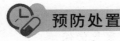 **预防处置**

 预防方法

1. 足月婴儿出生后2周起至2岁，每日补充维生素D 10微克（400IU）。

2. 早产、双胎、低出生体重儿出生后2周起至2岁，每日补充维生素D 20微克（800IU），连续服用3个月后改为每日10微克（400IU）。

3. 可在母乳喂养前将滴剂定量滴入婴儿口中，然后再喂母乳。

4. 及时添加辅食，及早开始户外活动，适量接触阳光。

5. 过量维生素D的摄入可引起中毒，应将补充剂放置在婴儿不易拿到的地方。

应急处置

1. 对于每日口服补充维生素D有困难者，可遵医嘱每周或每月口服一次相当剂量的维生素D。

2. 当婴儿出现颅骨软化、方头、肋骨外翻等体征及出现出牙延迟、多汗、夜惊等症状，是典型的佝偻病表现。除了这些症状，学走路时还容易出现O型腿或X型腿，家长应及时带婴儿就医，进行相应检查、治疗，以免耽误病情。

30 合理添加婴儿辅食

案例直击

　　"医生，宝宝1个多月，奶奶就开始给他喂米粥了，说特别有营养，这样行不行啊？""医生你上次说要开始给宝宝添加辅食了，我们喂他饭他怎么吐出来不吃啊？到底要喂什么啊？""医生，邻居家的宝宝都能吃一大碗粥了，怎么我家的只吃这么几口，怎么逼他哄他吃都不要。"很多家庭对婴儿辅食添加有各种各样的疑问，医院里总能听到很多像这样让人啼笑皆非的事情。

解惑答疑

　　婴儿满6月龄后，纯母乳喂养已经无法再为婴儿提供足够的能量及一些关键营养素，因此，必须在继续母乳喂养的基础上引入各种营养丰富的食物。此时，婴儿胃肠道等消化器官已经相对发育完善，可消化母乳以外的其他食物。同时，婴儿的口腔运动能力，味觉、嗅觉、触觉等感知觉，以及心理、认知和行为能力等也做好了接受新食物的准备。因此，合理添加辅食不仅能进一步满足婴儿的营养需要，也能满足他们的心理需要，并促进感知觉、心理、认知和行为能力的发展。《中国公民健康素养——基本知识与技能》（2015年版）第52条也明确指出：孩子出生后应当尽早开始母乳喂养，满6个月时合理添加辅食。

辅食添加应遵循以下原则：①及时。不过早或过晚添加辅食；②足量。能满足婴儿生长对各种营养素的需求；③安全。注重饮食卫生和进食安全；④合理。根据婴儿发出的饥饿信号和需求喂养，考虑餐次和喂养方法，根据年龄给予适量辅食，鼓励自主进食。

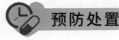 **预防处置**

 预防方法

1. 婴儿满6月龄后仍应该继续母乳喂养，并逐步添加辅食；有特殊需要时应在专科医生指导下调整添加辅食的时间。

2. 为保证母乳喂养，刚开始添加辅食时，可先喂母乳，婴儿半饱时再喂辅食，然后再根据需要哺乳。随着婴儿食量增加，满7月龄后的多数婴儿辅食喂养可成为单独的一餐，随后过渡到辅食与哺乳交替喂养。

3.从富含铁的泥糊状高能量食物（如强化铁的婴儿米粉、肉泥等）开始，每次只引入一种新的食物适应2~3天，密切观察是否出现呕吐、腹泻、皮疹等不良反应，如无异常则逐步增加食物种类，逐渐过渡到半固体或固体食物（如粥、烂面、肉沫、碎菜、土豆条、胡萝卜块、水果片等）。

4.辅食应单独制作，尽量保持食物原味，不额外添加调味品、糖和盐等。

5.准备和储存的食品应符合卫生条件，用餐前洗手，使用干净的餐具，不使用奶瓶喂辅食。

应急处置

1.少数特殊婴儿可能由于早产、生长发育落后、急慢性疾病等各种特殊情况而需要提前或推迟添加辅食。这些婴儿必须在医生的指导下选择辅食添加时间，但一定不能早于满4月龄前，并在满6月龄后尽快添加。

2.添加辅食时如婴儿不良反应严重，如严重呕吐、腹泻，或全身皮疹等应及时就诊。如不良反应轻微，可等不良反应消失后再次尝试添加，如再次出现不良反应也应及时就诊。

3.对于婴儿偶尔出现的呕吐、腹泻、湿疹等不良反应，不能确定与新添加的食物相关时，不能简单地认为婴儿不适应此种食物而不再添加。婴儿患病期间应暂停引入新的食物，已经适应的食物可以继续喂养。

㉛ 婴幼儿进食行为早培养

案例直击

营养沙龙上，家长们经常聚集在一起交流孩子的情况。有一位妈妈很头痛："我女儿5岁了，在幼儿园时自己乖乖地吃饭，可一回到家就不肯自己吃，只能喂她，还要学她爸爸边看电视边吃，不让看就大哭大闹，谁都拿她没办法。"另一位妈妈紧接着说："从小，老人家就觉得孩子吃得不够，明明真的饱了不想吃了，总要想尽办法追着哄着再吃点，吃完饭以后零食还不断。我儿子才10岁已经成'小胖墩'了，上次去医院检查都被诊断为肥胖，被医生要求减肥了！"还有位阿姨也忍不住吐苦水："你们的小孩好歹还有肉，比我家的强多了。我女儿都16岁了，不吃饭、肉、菜，每天就吃辣条、薯片、甜饮料和其他零食，瘦得皮包骨了还在整天说要减肥。都怪我们给她从小养成了坏习惯，那时候，我们工作忙顾不上做饭，就给钱让她自己买吃的。她从小就爱吃这些，以前想着长大了就不会吃了，没想到就再也改不了啦。"营养上的很多问题都跟小时候的饮食习惯有关，所以我们从小就要让孩子养成良好的饮食习惯。

 解惑答疑

其实很多饮食习惯在婴幼儿时期就开始养成了，而父母或其他喂养者的喂养行为对孩子的进食行为有显著的影响。研究显示：婴幼儿有天然的感知饥饱、调节能量摄入的能力，但如果长期过量喂养或喂养不足会导致婴幼儿饥饱感知能力的下降，进而造成超重、肥胖或消瘦，并持续影响至成年期。还有些儿童、青少年、成人喜欢进食重口味的零食或外卖，这些食品通常都含有大量油、盐、糖等，长期大量进食会增加高血压、糖尿病、高脂血症、心血管疾病的风险。《中国公民健康素养——基本知识与技能》（2015年版）第27条指出：保持正常体重，避免超重与肥胖。第30条指出：膳食要清淡，要少油、少盐、少糖。因此，需要从婴幼儿时期就开始培养良好的进食行为，有助于保证其营养均衡及后续健康饮食习惯的形成，这具有长期而深远的影响。

预防处置

 预防方法

1.餐前准备：创造良好的就餐环境，保持安静、清洁、愉悦。餐前应安静半小时，可告知即将进食的食物品种，使婴幼儿做好进餐的思想准备。

2.餐前洗手，餐后洗手、漱口、擦嘴。

3.定时、定量进食；鼓励婴幼儿在餐桌旁或与家长一同进餐；教会婴幼儿细嚼慢咽；不迁就婴幼儿的偏食、挑食，更不要以零食作为补充；进食时专心致志，不看电视、书或边吃边玩。

4.尽量选择淡口味或原味食物，避免高油、高糖及含大量刺激性调味品的食物。

5.每次进餐时间一般为20~30分钟，餐后休息半小时至1小时，体力活动后至少休息10~20分钟后再进餐，晚餐距离睡前至少应有1.5至2小时。

6.顺应喂养，鼓励并协助婴幼儿自己进食，但不强迫进食，培养进餐兴趣。

7.对婴幼儿的良好进食行为及时给予表扬和鼓励。

8.避免在婴幼儿面前讨论自己不喜欢吃的食物；避免用威胁或贿赂的方式逼迫进食；避免用食物作为奖励或惩罚；不在进餐时训斥婴幼儿或成人之间产生争论等。

9.以身作则，凡是要求婴幼儿做到的，家长应首先做到，成为婴幼儿的榜样。

应急处置

1.婴幼儿进食时一定要有成人看护，以防进食意外。整粒花生、坚果、果冻等食物不适合婴幼儿食用。

2.婴幼儿进食时应固定位置，以防发生误食、弄翻食物造成烫伤等意外。

3.当婴幼儿不慎发生异物卡喉时，家长应采取海姆立克急救法施救，不能盲目采取拍背、灌水、抠嘴等措施。

4.发现婴幼儿误食了药物、毒物，应带上误服药物、毒物的盒子和说明书及时就医。

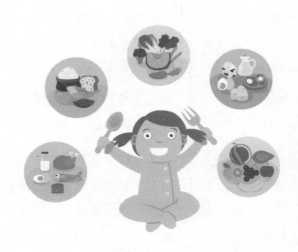

32 婴儿健康体检要按时

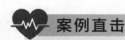
案例直击

　　陈女士和爱人带着二宝壮壮来到了区妇幼保健院儿童保健科问诊。据陈女士自述，壮壮在出生时出现过宫内缺氧的情况。不过出生后，吃奶、睡觉都很正常，生长发育也在正常范围之内。壮壮6个月时，儿保科医生告诉陈女士，壮壮的一些发育指标有些落后，怀疑他有神经运动发育迟缓的可能，建议陈女士每个月都带孩子来医院检查，并在家里给孩子做一些训练。壮壮的家人，尤其是奶奶难以接受这样的事实："孩子挺正常的，怎么可能怀疑神经运动发育迟缓呢？而且前两次体检医生不也没发现问题吗？"于是，陈女士和爱人带着壮壮跑了好几家医院进行检查、咨询，试图证明孩子是正常的。可是几家医院的检查结果都大同小异。爸爸妈妈不得不接受这个事实，又一次来到区妇幼保健院儿童保健科。医生告诉家长，孩子确实有轻微的神经运动发育迟缓，如果及早训练，孩子是可以恢复正常的。现在训练还来得及，再晚就不好恢复了。后来，壮壮经过儿童康复科进行干预和训练，已基本达到正常水平。

解惑答疑

生长、发育是孩子成长的最重要特征，给孩子做体检的时候，除了身高、体重之外，还包括孩子的饮食起居、生长评估、身体检查、发育评价（如大运动、精细运动、语言、社交）等，这些情况对孩子至关重要。孩子在婴儿阶段，发育的可塑性特别强。所以，在体检时，当医生告诉家长，孩子的发育可能有问题，比如存在大运动发育迟缓、肌张力低下等问题，家长应配合医生，根据医生的要求定期带孩子做相关体检，并在家按照医生教的方法坚持给孩子做训练，越早开始训练，孩子恢复正常的可能性就越大。

《国家基本公共卫生服务规范》（第三版）中对儿童健康体检明确指出：孩子出生后分别在满月、3月、6月、8月、1岁、1岁半、2岁、2岁半、3岁、4岁、5岁、6岁各做一次常规体检，如果孩子有高危因素如早产儿、出生窒息、发育迟缓等等异常情况，需要增加体检次数，并按照要求做相关检查。儿童健康体检是发现孩子早期生长发育异常的最好"卫士"，儿童保健医生会通过询问、体检、发育评估等一系列的方法全面评估孩子的生长发育，早发现，早干预，可以让孩子及时赶上其他孩子，不输在起跑线上。

 预防处置

预防方法 🔍

1.按照儿童保健医生嘱咐，定时带孩子到附近的社区康复中心进行体检。

2.给孩子做体检的时候，除了身高、体重外，还包括孩子的饮食起居、生长评估、身体检查、发育评价等，这些情况对孩子至关重要。

3.婴儿生长存在个体差异，也有阶段性波动，不必相互攀比生长指标。母乳喂养儿体重增长可能低于配方奶喂养儿，这是完全正常的。只要处于正常的生长曲线轨迹，即是健康的生长状态。

应急处置 🔍

1.体检发现异常，按照医生的要求做好早期干预。

2.若干预效果不理想，按要求转到上级医院进一步明确诊断、治疗。

3.如果孩子有高危因素如早产儿、出生窒息、发育迟缓等异常情况，需要增加体检次数，并按照要求做相关检查。

33 经常与婴儿交流

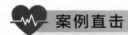
　　1920年，在印度加尔各答东北的一个名叫米德纳波尔的小城，人们常见到有一种"神秘的生物"出没于附近森林。往往是一到晚上，就有两个用四肢走路的"像人的怪物"尾随在三只大狼后面。后来人们打死了大狼，在狼窝里终于发现这两个"怪物"，原来是两个裸体的女孩。其中大的七八岁，小的约两岁。这两个小女孩被送到米德纳波尔的孤儿院抚养，还给她们取了名字，大的叫卡玛拉，小的叫阿玛拉。第二年，阿玛拉死了，而卡玛拉一直活到1929年。七八岁的卡玛拉刚被发现时，她只懂得一般六个月婴儿所懂得的事，人们花了很大气力都不能使她很快地适应人类的生活方式。她两年后才会直立，六年后才艰难地学会独立行走，但快跑时还得四肢并用。直到死她也未能真正学会讲话：四年内只学会6个词，只能听懂几句简单的话；七年时间才学会45个词并勉强地学了几句话。在最后的三年中，卡玛拉终于学会在晚上睡觉。卡玛拉死时已16岁左右，但她的智力只相当于三四岁的孩子。这就是曾经轰动一时的"狼孩"一事。

 解惑答疑

在婴儿成长过程中，有很多行为不是靠被动的条件反射获得的，而是通过观察模仿、交流得到的，这就是说，如果你对他微笑，他也可能对你微笑；你对他伤心，他也可能露出悲伤的表情。因此，父母应当经常与婴儿交流，及时满足婴儿的各种需要，增进亲子感情，促进婴儿适应环境的能力和神经心理发育。交流包括言语交流和非言语交流：言语交流是说出来的话；非言语交流包括面部表情、眼神和姿势。非言语交流传达着真实的情感，在感情沟通上的作用甚至胜过言语交流，是言语交流不能替代的，绝对不能忽视。

预防处置

预防方法

1.0~6个月婴儿。

（1）宝宝醒的时候要多爱抚，用眼神、双手让宝宝感到被关心。

（2）多微笑，讲话，鼓励宝宝微笑地回应。

（3）鼓励与别人互动：当宝宝见到别人时，引导宝宝注意人的脸部，让他们对宝宝讲话，对宝宝做出不同的面部表情。

（4）换尿布和洗澡的时候，抓宝宝双手拍手，或是轻轻捏宝宝的脚趾，一边做一边跟宝宝用愉快的声音讲话。

2.7~12个月婴儿。

（1）拉着宝宝双手，多做拍手游戏，唱拍手歌。

（2）与宝宝玩捉迷藏游戏，与宝宝一起寻找。

（3）多做照镜子游戏，与镜中的宝宝"咿咿呀呀"地发音、打招呼、拍手。

（4）带着宝宝会见不同的人，如亲戚、朋友和友好的陌生人。

应急处置

1.当婴儿在哭的时候，家长应用转移注意力，或者是拥抱、摇晃的方式来安抚婴儿。经常被拥抱和安抚的婴儿，反而哭得更少、更独立，也更信任他们的照料者。

2.患有自闭症的婴儿，目光接触从出生六个月时已经开始减少，这种现象会愈来愈严重。当发现孩子总是不看人的时候，家长需重视，及时带婴儿就医。

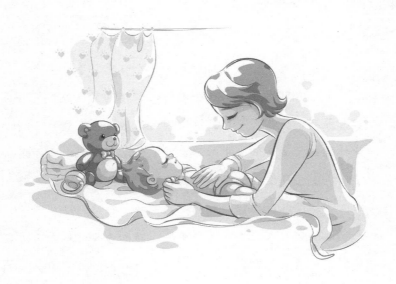

34 正确进行预防接种

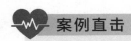

　　刚做妈妈不久的张女士带着6个月大的孩子到附近的社康中心接种疫苗，打完针后接种护士叮嘱需观察半个小时后无异常方可离开。张女士觉得之前接种疫苗观察半个小时都没有出现异常反应，这次因为家中有事，观察不到10分钟就匆匆离开社康中心。在回家的路上，张女士发现孩子面色有些许发青，嘴唇发紫，赶紧抱着她跑步赶回社康中心。经过社康医护人员的现场施救、对症处理，孩子面色逐渐红润起来，呼吸也平稳了，转危为安。张女士每每想到当时情景都心有余悸，悔不该当时不听医务人员的话。现在，张女士已经成了宝妈们的"义务宣传员"，在带孩子打完针后观察的时间里总不忘提醒那些有侥幸心理的家长，预防接种后一定要观察够半个小时才能离开。

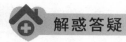

解惑答疑

《妇幼健康素养》第29条就明确指出：婴儿出生后要按照计划免疫程序进行预防接种。宝宝出生后按照免疫规划程序进行预防接种是每个家长应尽的义务。由于个体差异，少数人接种疫苗后可能产生一些不良反应，如皮肤注射局部轻度肿痛、发热和周身不适等症状，一般可在1～2天内消失，不会造成损害。极少数人接种疫苗后会发生过敏反应，过敏性休克大多发生在半小时之内，如果不在医务人员监护范围之内就容易发生危险。

预防处置

预防方法

1.应在附近经过认定合格的预防接种门诊进行预防接种，如社康中心。

2.接种前，家长要向医务人员如实提供宝宝最近一段时间的健康状况，以便判断是否可以接种。

3.宝宝接种疫苗后不要立刻离开接种点，应在观察室留观30分钟后才离开。

应急处置

1.家长如发现孩子接种后出现可疑情况，应立即咨询专业人员，必要时就医，以便得到及时、正确的处理。

2.由于个体差异，少数人接种疫苗后可能产生一些不良反应，如皮肤注射局部轻度肿痛，发热和周身不适等症状，一般可在1~2天内消失，不会造成损害。

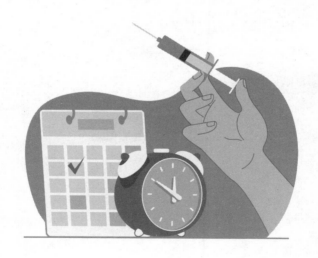

35 关注婴幼儿体重增长

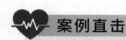

现在很多家长希望宝宝"超水平"生长发育，认为自己孩子比别的宝宝吃得多、长得胖、长得快就好。有的家长认为自家6个月的孩子长得像9个月大，会因此自豪；或者9个月的孩子要穿15个月婴儿的衣服才合适，让家长觉得非常骄傲。还有部分家长经常询问：自己家孩子和别人家一样大，每天给宝宝摄入的营养是均衡的，怎么自家宝宝比其他小孩子矮一些？自家孩子是不是生长迟缓？要不要补点什么？当孩子的体重高于或者低于其他同龄人该怎么办呢？

妇幼 健康素养

解惑答疑

　　家长要辨别孩子是否真的属于体重超高或者偏低。孩子的体重增长存在显著的个体差异，有的小孩尽管个子比较矮，但长得却比较匀称，虽然体重比其他同年龄人低，但属于正常的体重；有的宝宝个子比较高，但是身形却很瘦，这可能就会属于体重偏低的现象，而且增长速度不可能以"绝对增长克数"来衡量，要使用体重曲线图来监测，如果体重偏离生长发育曲线，增长过快或过慢，都要引起重视，寻找原因。

　　体重是反映婴幼儿生长与营养状况的灵敏指标，包含婴幼儿器官、系统、体液的综合重量。通常足月新生儿的出生体重在2.5千克至4千克之间，超过4千克为巨大儿，不足2.5千克为低出生体重儿。新生儿可出现生理性体重下降，一般不超过出生体重的10%，出生后7~10天恢复至出生体重。新生儿满月时，体重至少应当比出生时增加0.6千克。出生前半年体重增长较快，尤其是头两个月体重每天增加0.02~0.03千克。出生后第一年是体重增长最快的一年。1~2岁内，体重呈稳步增长，一年平均增长2.5千克左右。

预防处置

预防方法

　　1.营养均衡。应同时增加能量和蛋白质的供给，多吃肉类、蛋、奶及各种蔬菜水果，防止出现偏食的现象。

2.睡眠充足。在身体生长发育方面，当宝宝熟睡的时候，大脑会分泌出生长激素，这种激素是婴幼儿生长发育的关键，充足的睡眠能促进宝宝的生长及身体各项器官发育。

3.适量运动。运动能促进血液循环，改善骨骼的营养，使骨骼生长加速，骨质致密，促进身长的增长。3~4个月的宝宝，每天应俯卧数次，以促进全身活动，并应随着月龄的增长，及时培养翻身、爬、站、走等基本能力。

4.定期测量体重。按照体重曲线图分析宝宝体重增长情况，若增长过快或过慢应及时寻医问诊。

应急处置

1.增加奶制品的摄入。1岁以内的宝宝，可引入少量酸奶、奶酪作为点心；1岁以上的宝宝，可以用全脂牛奶代替奶粉。

2.增加健康的高热量食物。若宝宝已经可以吃辅食，可以逐渐增加辅食的摄入量，尽早添加含铁丰富的红肉。在制作辅食时，可以用适量食用油来烹饪食物或在水果中添加酸奶。

3.改变进餐顺序。建议让宝宝先吃面粮类食物、肉类和蔬菜等，再吃水果、酸奶或其他点心等。

4.固定吃饭时间。尽量让每天的吃饭时间保持一致，不要因为玩耍而耽误吃饭。在饭前1小时和吃完饭后，尽量不要让宝宝吃零食。

5.增加吃饭频率。0~4月的宝宝喂食频率可达每天8~12次，较大的宝宝通常每天2~3小时吃一次。

6.营造愉快的吃饭环境。包括：尽量在相对安静的地方吃饭；不要着急催促宝宝；鼓励并支持宝宝自主进餐，不强迫，不施压，不逗哄；不强迫宝宝吃新食物。

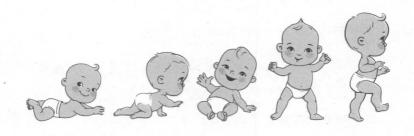

36 做好婴幼儿口腔保健

　　王女士3岁的孩子月月因牙痛哭闹不止，凌晨2点钟，王女士紧急将月月送至某口腔医院就诊。急诊科陈医生一看，月月的牙齿上有四个大的黑牙洞，其他牙齿也均有不同程度的蛀牙。陈医生经过问诊了解到，月月喜欢吃甜食，家中老人偏宠孩子，一哭闹就用糖果安抚，所以月月一岁多就棒棒糖不离口。而且，月月很讨厌刷牙，每次刷牙就会耍赖哭闹，最后都是随便刷一刷。导致后面长出来的牙齿，没多久就坏了。最后，陈医生经过仔细诊断，作拔牙处理。

妇幼 健康素养

解惑答疑

宝宝刚长出来的乳牙随时都会受到蛀牙的威胁，建议家长在宝宝长牙之初就开始培养宝宝刷牙的良好习惯。王女士应该及早重视宝宝的口腔保健，限制甜食摄入。糖类食物可以为细菌提供代谢所需的能量，使细菌疯狂生长，一起产酸，加上充足的时间侵蚀，久而久之就形成蛀牙。当然，吃糖只是导致蛀牙众多环节中的一环，如果把吃糖换成吃别的，只要不及时刷牙，这些食物就会加速细菌代谢，也会长蛀牙。因此，要使宝宝养成定期刷牙的良好习惯，这是保持口腔卫生最有效的方法，及时清除口腔内食物残留，保持口腔清洁，不给细菌滋生的机会。

 预防处置

 预防方法

1.加强婴幼儿的营养。首先尽量喂母乳；其次，在4~6个月后依据"从一种到多种、由少到多、由稀到干、由细到粗、观察反应，采取措施、身体健康"的原则给宝宝添加辅食。

2.帮助婴幼儿做好口腔卫生。要求家长做到"一早、二帮、三教育"。新生儿口腔内常会有分泌物出现，可以定时喂一些温开水，用来清洁口腔中的分泌物，以保持口腔洁净。最好每次在吃完奶或吃完饭后用少量温开水清洁口腔。婴儿乳牙一般在出生后4~10个月萌出。婴儿的咀嚼能力应当从出生后7~8个月开始锻炼，10~12个月可以培养婴儿自己用勺进食。此时，可以引导孩子学习刷牙，并喜欢刷牙，在保证口腔清洁的状态下，好好刷牙才能真正做到很好的口腔护理。

3.定期进行口腔健康检查，尽早预防龋病。要求每隔三个月到医院口腔保健科进行一次定期口腔健康检查，随时发现问题，及时处理，以利于婴幼儿的健康成长。

应急处置

1.乳牙不要轻易拔除。对于坏掉的乳牙要尽量修补，而不是轻易拔除。

2.乳牙坏到牙髓需做根管治疗。

3.必要时及时拔除龋齿。若牙根已经龋坏严重且经常发炎，无法修补并且没有继续保留价值的，需要拔除。

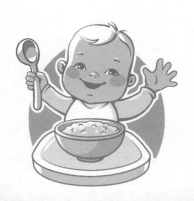

37 婴儿体温异常遵医嘱处理

　　宝宝发烧了，最着急的当然是宝爸宝妈了，尤其是新手爸妈。因缺乏育儿经验，头一次碰见宝宝发烧，容易发慌，甚至不知所措。

　　案例1：有对父母在宝宝发烧时用掉约1000毫升的工业酒精为其"物理降温"，不料却导致宝宝酒精中毒，送医院抢救无效死亡。

　　案例2：6个多月的女婴小青手脚发凉，有点流鼻涕，偶尔还咳一两声，家人一测体温，37.8℃！家人很慌张，想起捂汗可以缓解感冒，就抱来一床棉被，给小青盖上。不久，小青睡着后，家人都去忙自己的事了。直到下午4时许，他们再次回房，发现小青大汗淋漓，嘴唇发紫，已昏迷不醒，不知窒息多久了。家人赶紧给小青做人工呼吸，

10多分钟后，小青没醒，被送到附近医院。这时，小青的心跳、呼吸骤停，医生立即进行心肺复苏，但小青仍昏睡。当晚，家人又把小青送到省妇幼保健院，途中，小青突然抽搐，对症处理后，小青才安静下来。但抢救多日，小青仍深度昏迷，全身轻度水肿，被查出肝功能损害、心肌损害、感染性休克、心律失常等一系列问题，仅靠呼吸机维持生命。17天后，家人放弃了治疗。

 解惑答疑

案例1中，为什么不能用酒精退烧呢？酒精有刺激性，无论是工业酒精还是医用酒精，都不适用于给婴儿进行物理降温，宝宝皮肤本身就相对娇嫩，酒精对其的穿透性也就更为强烈，特别是在发热的情况下，毛孔会处于张开状态，酒精更容易被吸收。这种情况下给宝宝擦酒精，就相当于给宝宝喝酒，非但无益，还有害。

案例2中，婴幼儿本身神经系统发育得就不够完善，散热功能也相对较差，如果宝宝的体温本身就偏高了，还要给其保暖，热上加热，极大程度会影响宝宝机体的散热能力，导致体温降不下去。若持续时间过长，还可能导致其他并发症的发生。捂汗不一定能减轻病情，反倒可能出汗过多，引起脱水，加重病情或引起并发症。

体温异常除了体温过高外，还需要关注体温过低。正常人一般腋窝温度为36℃~37.4℃。当宝宝的体温低于这个正常的温度范围的时候，可以再观察一段时间，但是如果温度异常持续了很长时间，并且宝宝已经表现出明显的难受症状时，需要及时到医院进行治疗。体温超过37.5℃定为发热。发热时不仅体温升高，还同时存在因疾病引起的其他异常表现，例如脸色苍白、呼吸加速、情绪不稳定、恶心、呕吐、腹泻、皮疹等。

《母婴健康素养55条》第五十二条明确指出：婴儿体温超过38.5℃需要在医生指导下采取适当的降温措施。

 预防处置

 预 防 方 法

1.注意个人卫生，勤洗手，养成良好的卫生习惯。

2.加强环境卫生，保持居室空气流通。

3.提倡母乳喂养，多给孩子喝水，吃新鲜的蔬菜水果，可根据年龄选择适当的锻炼方法，增强体质，提高免疫力。

 应 急 处 置

1.婴儿体温异常时，家长可以定时给宝宝测量体温，必要的时候可以到医院进行治疗。

2.婴儿体温超过38.5℃，需要在医生指导下采取适当的降温措施。

3.体温超过39.5℃可给予温水擦浴。擦浴用的水温一般为32℃~34℃。擦浴部位为四肢、颈部、背部并擦至腋窝、腹股沟等血管丰富处，停留3~5分钟，辅助散热。

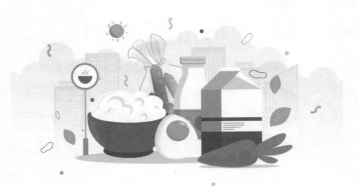

㊳ 婴儿腹泻会处理

出生仅8个月的女婴严重腹泻，最终竟致脱水死亡。"孩子叫婷婷……再过10天就满9个月了！"孩子母亲董女士一提起前几天刚刚过世的女儿就泣不成声。她说，半个月前，婷婷就开始闹肚子。送到附近的社区门诊后，医生说病情很严重，而孩子太小输盐水太危险，于是建议董女士赶紧带孩子去大医院。就诊之后，医生给孩子开了一些药物就回家了。董女士说，当晚孩子吃药之后就睡了。次日早晨醒来一次，又睡"回笼觉"。没曾想，孩子这一觉睡到当天晚上也没有醒，不管父母怎么拍打也没有反应……董女士急了，赶紧拨打120求助。孩子很快被送到附近医院，而这时已经晚了……

"结婚10年有了这丫头，我没有找工作，就为了带她，天天像宝贝一样养着……"董女士愈发激动。她说，往常孩子很少生病，连感冒都很少，印象里只记得孩子6个月时闹过一次肚子，吃了点药就好了。怎么知道这次拉肚子也会出事。

 解惑答疑

上述案例孩子是腹泻导致脱水死亡。什么是腹泻？很多家长看到孩子大便稀就认为孩子是腹泻了，其实不一定，腹泻是一组由多病原、多因素引起的以大便次数增多和大便性状改变为特点的儿科常见病症。"变稀"和"增多"是腹泻的特点。腹泻很容易引起孩子脱水，而家长最易忽视的是宝宝脱水，宝宝在发病之初即有呕吐症状，并排水样便，为白色或浅黄色，每日多达10～20次，这样频繁的腹泻，最容易导致孩子电解质紊乱，也就是"脱水"了。这种情况如果能及时到医院治疗，很快就可以好起来，病程一般为4~7天，有些孩子会达到3周左右。

引起腹泻的原因很多，包括感染性因素和非感染性因素。在婴幼儿腹泻中，细菌性肠炎占据少数，常见的是病毒感染。而每年11月到次年1月左右都是轮状病毒感染的高峰期。1周岁以下的婴儿、宝宝的看护人、会经常拉肚子的人等都是轮状病毒的易感对象。特别是1周岁以下的婴儿，消化功能还没有发育完全，只要饮食发生变化都会让宝宝的肠胃负担加重，从而导致免疫力下降。

《母婴健康素养55条》第五十三条明确指出：婴儿发生腹泻，不需要禁食，可以继续母乳喂养，及时补充液体，避免发生脱水。

预防处置

预防方法

1.尽量给宝宝提供母乳喂养，增强孩子的抵抗力。

2.大人带小孩时，在哺乳、准备食物和喂食前及处理孩子大小便后，应该用肥皂和干净的水洗手。

3.要给孩子喝煮开过的水。

4.注意观察孩子大便次数及性状，孩子有无脱水要看小便量。

5.打了疫苗也要小心秋泻。

应急处置

1.如孩子出现腹泻，应注意留取大便标本，1至2小时内送医进行检查。

2.如孩子出现腹泻，不要立即刻意止泻，要注意及时补充液体，预防和纠正脱水。

3.孩子腹泻严重，应立即送医院进行治疗。

㊴ 正确识别婴儿肺炎

　　冬春交替时节，呼吸系统疾病多发，医院的儿科门诊里小患者数量显著增加，其中3岁以下婴幼儿肺炎患者明显增多。童童今年只有1岁，几天前不知为什么开始咳嗽。起初只是偶尔几声，妈妈一看孩子也不发烧只是咳嗽，便觉得不会有什么大问题，就给孩子用了点消炎止咳药。可药物并没有控制住孩子的病情，童童的咳嗽反而越来越厉害，尤其到了晚上都无法入睡。妈妈这才意识到问题的严重性，急忙抱孩子到省医院儿科就诊，经医生的详细检查，童童被确诊为"支气管肺炎"，并给予对症治疗。

解惑答疑

肺炎不是人们普通以为的"一定会发烧"，某些患上肺炎的宝宝也可能不发烧。小儿肺炎是婴幼儿时期的常见病，我国北方地区以冬春季多见，是造成婴幼儿死亡的常见原因。引起幼儿肺炎的主要原因是细菌、病毒、支原体等感染。肺炎的主要症状是发热、咳嗽等。但是家长们要注意的是，反过来，发热咳嗽也不一定是肺炎，呼吸道任何部位的炎症都会出现发热、咳嗽，通过医院检查才能确定是否因肺炎所致。家长们千万要注意，不要认为只要发热、咳嗽就可导致肺炎，并把肺炎严重化而滥用抗生素。

儿童的气管和支气管腔道相对成人狭小，呼吸系统发育不完善，呼吸道感染后病灶清除能力不强，感染容易下行导致肺炎。儿童部分免疫系统发育要到12岁才能达到或接近成人水平，免疫功能不强也是容易患肺炎的主要原因。

那么家长们如何判断宝宝是否得了肺炎呢？通常表现有发热、拒食、烦躁、喘憋等症状，早期体温为38℃～39℃，亦可高达40℃。除呼吸道症状外，患儿可伴有精神萎靡，烦躁不安，食欲不振，腹泻等全身症状。小婴儿常见拒食、呛奶、呕吐及呼吸困难。

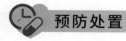

预防处置

预防方法

1. 注意个人卫生，勤洗手，养成良好的卫生习惯。

2. 加强环境卫生管理，保持居室空气流通。

3. 提倡母乳喂养，多给孩子喝水，吃新鲜的蔬菜水果，可根据年龄选择适当的锻炼方法，增强体质，提高免疫力。

4. 季节更替，户外活动注意及时增减衣服，有呼吸道病毒流行时，不要带婴儿到公共场所去。

5. 家里有人患感冒时，不要与婴儿接触。

6. 接种疫苗。

应急处置

1. 特殊时期，为避免交叉感染，出现轻微症状可先在家观察，数呼吸次数可早期识别肺炎。在安静状态下，出生后2天至2个月的婴儿呼吸次数不超过60次/分，2个月至12个月不超过50次/分，1~4岁的宝宝不超过40次/分。

2. 症状较重者及时送医就诊。

⑩ 谨防婴儿意外伤害

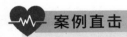

一般来说，宝宝容易发生的意外伤害，主要包括跌倒、坠落、窒息、烧烫伤、中毒等。

案例1：一名年轻的妈妈凌晨在给一个多月大的宝宝喂奶时，因为太困睡着了，当她醒来时，发现宝宝面色青紫，一动不动。医生表示，小宝宝窒息死亡可能是口鼻受到妈妈乳房挤压，也可能是被褥盖住面部导致。

案例2：市儿童医院在这一天就收治了2例婴儿因坠床导致颅内出血的案例，这两个宝宝分别是在坠床7个小时后和第二次坠床后出现哭闹、烦躁、意识不清等表现，刚开始家长认为孩子只是受到了惊吓没有在意，直到呕吐和昏迷的症状越来越严重才带孩子去了医院。经医生诊断：两个宝宝都是颅内出血且因失血过多出现贫血症状，最后紧急做了开颅手术才保住宝宝的性命。

案例3：一位妈妈给宝宝放水洗澡，一手抱着宝宝，一手放水，宝宝一闹腾，妈妈没抱住，宝宝掉进了洗澡盆。偏偏妈妈先放的是热水，宝宝被烫伤了。烧伤科医生检查发现宝宝的前胸、后背、屁股、一只胳膊均被烫伤，由于宝宝才四个月大，这样的烫伤对宝宝来说已是重度烫伤，需要进重症加强护理病房（ICU）治疗。家人心疼不已，好在后来宝宝恢复得还不错。

解惑答疑

导致儿童意外伤害的常见原因有很多，例如交通事故、溺水、中毒、坠落、烧（烫）伤、气管异物阻塞、窒息、动物咬伤、磕伤、刺伤、触电、切割伤等，一般来说，不同年龄段，儿童常受到的意外伤害类型略有不同。

小于6个月婴儿：窒息、吐奶误吸、洗澡溺水、捂被综合征、无安全座椅导致交通安全事故。

6个月至1岁婴儿：这个年龄段的婴儿，已经开始添加辅食，而且宝宝会翻身、会爬，有的还会扶着墙或沙发边站立或行走，而且处于手部敏感期，无论抓到什么东西都会往嘴里塞，所以这个年龄段的婴儿，要预防的是坠落伤、烧（烫）伤、窒息、气道异物阻塞等。

常见窒息的情况有两种，一种是吃到固体食物，另一种则是呛到。如喝奶时忽然改变动作或是宝宝溢奶、呕吐时呛到，此时有可能产生窒息。宝宝睡觉时姿势不对，或床上用具过多、过于柔软，脸部陷入其中无法呼吸而发生窒息。宝宝呼吸困难、嘴唇发黑且无法发出声音时，就要怀疑宝宝是否已经呛到或气管被堵住，要进行急救处理。

宝宝睡觉时从床上摔落，即使宝宝当下没有哭闹，也不代表宝宝安然无恙。宝宝在玩耍的时候也有可能因为摔倒或者碰到家具，而导致头部受到撞击。如果撞到头之后立刻大哭，不久后恢复正常，通常不必太担心，但要观察宝宝是否有痉挛、半边手脚无力、眼睛歪斜或是两边瞳孔不一样大的情形，如果有，必须送医诊治；如果撞到头之后不哭不闹、脸色发青、头痛，还有呕吐、痉挛现象，必须立刻送医急救。

烫伤等级可分为三度。

一度烫伤：属于表皮烫伤，皮肤会有发红且疼痛的现象。若立即冲水冷却至少20分钟，2～3天可获得改善。

二度烫伤：表皮已烫伤至溃烂并产生水泡，烫伤可能会深及表皮下方的真皮层，2～3周可痊愈。

三度烫伤：烫伤直达皮下组织，皮肤会有发硬、发白或发黑的现象，是非常严重的烫伤，必须立即送院治疗。

《母婴健康素养55条》第五十五条明确指出：避免婴儿发生摔

伤、烧烫伤、窒息、中毒、触电、溺水等意外伤害。

 预防处置

预防方法

1. 悉心照料孩子，保证孩子在看护人伸手可及的范围内，加强孩子周边环境防护，可避免许多严重伤害。

2. 妈妈喂奶时，需注意乳房不要堵住婴儿鼻孔，不要让婴儿含着乳头或蒙被睡觉，防止婴儿窒息。

3. 化学品和药品要放在孩子不容易拿到的地方，避免发生误服导致中毒。

4. 外出时注意交通安全，不能让孩子单独行走，单独坐在自行车、电动车、三轮车后座，孩子不能坐在汽车前排。

5. 远离猫狗等动物，防止孩子被咬伤。

6. 尽量不让孩子接触豆子、花生米、小石子等物品，避免误食引起气管异物阻塞。

7. 让孩子远离火源、滚烫的物体以及裸露的电线，可以避免烧伤。

8. 即使在很少量的水里，甚至在浴盆里，孩子都可能在不到2分钟时间内被淹死。所以当孩子在水中或水边时，应该有人看管。

应急处置 🔍

常见意外应急处理：

1. 宝宝发生窒息时，妈妈们请先确认导致宝宝窒息的原因，观察呼吸道是否畅通，同时拨打电话寻求援助。

2. 烧烫伤后，冲冷水可让皮肤立即降温以降低伤害，但要避免用冰块直接放在伤口上。充分泡湿后小心除去衣物，可用剪刀剪开衣物。受伤部位浸泡在冷水中可减轻疼痛，不要浸泡太久，以免体温下降过度造成休克。用干净或无菌纱布、布条或棉质衣物类（不含毛料）覆盖在伤处，并加以固定。送到有烧伤病房或烧伤中心的医疗院所治疗。

3. 宝宝跌倒或坠下造成流血时，须先采取压迫止血法，阻止伤口继续流血。头部是最重要的观察重点，若宝宝出现嗜睡、手脚无力、哭闹或头痛情形，应就医做进一步检查。发生严重跌伤、坠伤时，宝宝哭闹或表情很痛苦，有可能是骨折，应尽量避免搬动，等救护人员到达处理。

4. 误饮、误食时，首先确认宝宝刚刚吃了什么，量是多少，不要马上催吐，然后带上宝宝误食的食物就医。当宝宝的身体接触到化学用品后，马上用清水冲洗15分钟左右。

5. 被动物咬伤时，先用水将伤口清洗干净，并且消毒。若有出血现象，则必须先止血，再以干净的纱布盖住伤口并到医院打破伤风针。